1 → 2

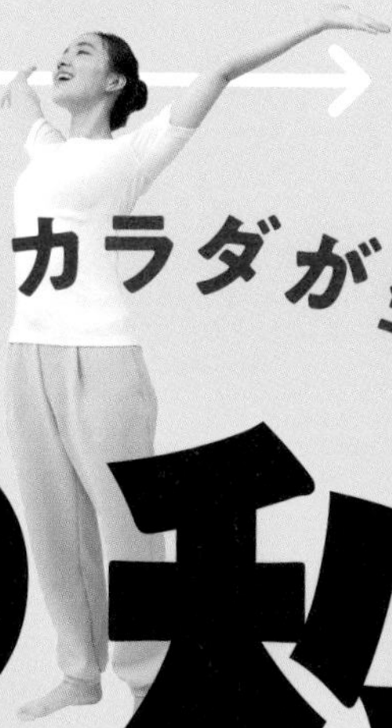

＼すぐにカラダが整う／

2秒ストレッチ

2 second stretches
that makes you feel refreshed
right away

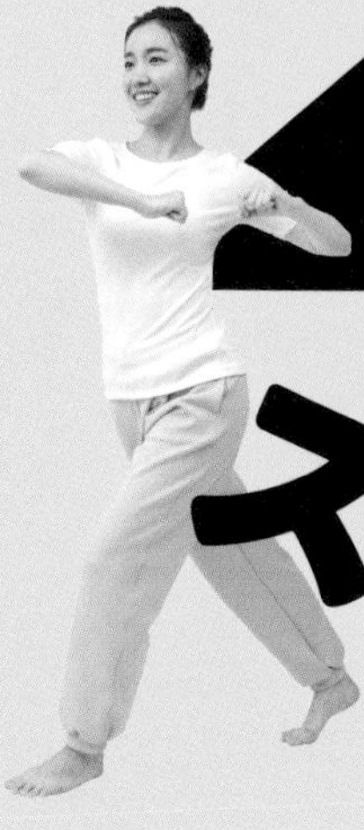

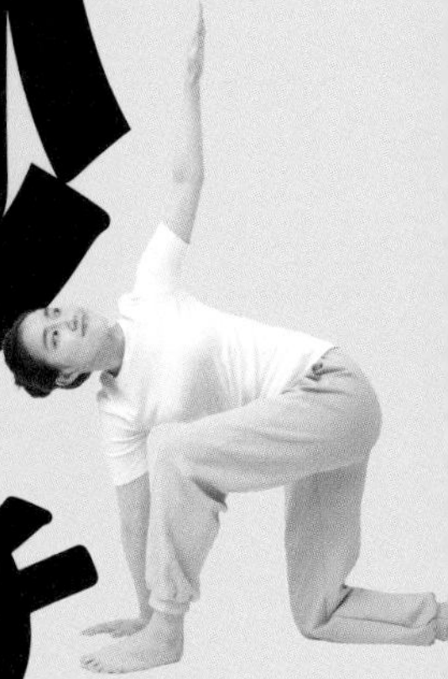

齊藤邦秀
Saito Kunihide

池田書店

はじめに

今の時代は、とても便利になった半面、個人が得る情報量や、やらなければいけないことが飛躍的に増えました。日本人は、基本的に真面目な性格。限られた時間内でたくさんの「やらなきゃいけないこと」をこなそうと必死になり、脳は過密に、スピーディに、常にオーバーワークの状態になっています。

疲れるのは当然です。

真面目に頑張るほど脳（中枢）は疲れ、その影響は自律神経などを通じて、カラダ（末端）へと伝わっていきます。

肩こり、腰痛、頭痛、手首痛……。コリや痛みを抱える人の多くは働き盛り。仕事もプライベートも忙しいという人は、無意識に心身にムリを抱えながら日々をこなしています。心もカラダも常に「戦闘モード」。安らぐ暇がありません。

そんな心身の問題を解消しようと、いろいろな健康法やエクササイズに取り組む人も多いと思います。でも、ここでも真面目で頑張り屋さんの性分が。「やってやろう」という意気込みは、さらなる緊張を生んでしまいます。そのために、日本人は常に心身の力を抜くことができません。

「気持ちよくなること」に力みは不要です。しかも、緊張で固まってしまった筋肉をゆるめるのに、多くの時間を割く必要もありません。やる気も要りません（むしろ逆効果です）。

健康なカラダを取り戻すために、「なにかを頑張る」という思い込みは、捨てましょう。私が本書で伝えたいのは、そういうこと。頑張ることで自身の心とカラダを追い込む必要はありません。たった2秒でカラダは変わります。心もラクになります。やりがいも、やってる感も不要です。「2秒ストレッチ」で心とカラダをゆるめて、「ツラい世界」をパッと「気持ちいい世界」に変えましょう。

齊藤邦秀

たった**2秒**で

「ツラい」が「気持ちいい」

に変わる!

ココロとカラダの 2秒テスト

本書で紹介している「2秒ストレッチ」。カラダのコリや痛みはもちろん、疲れやだるさ、ちょっとした不調、心のストレス、職場の体調管理、部分やせに至るまで、あらゆる心身の問題に効果を発揮します。

2秒という短時間のストレッチであるため、効果に疑問を抱く方も多いのでは?

そこでその場ですぐにできる2秒ストレッチを紹介。カラダや心の「ツラい」が、たった2秒で「気持ちいい」に変わるということを、ぜひ体感してみましょう。

気持ちよさを感じるまで、何回かくり返すと、変化を感じやすくなるはずです。

その場で「2秒の変化」を体感してみて!

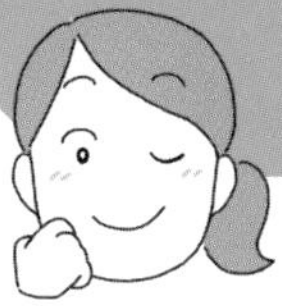

カラダが変わる

テスト1

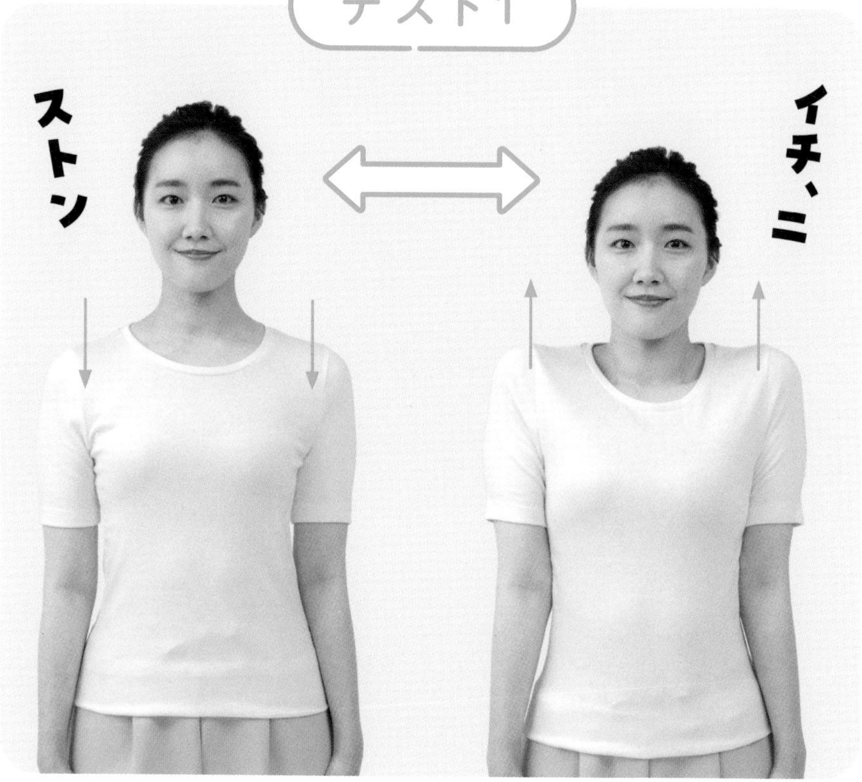

力を抜いて下ろす ⟷ 肩を2秒間上げる

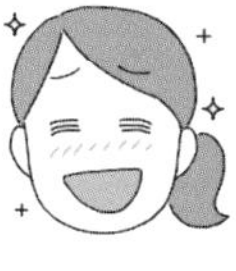

何回かやると肩が軽くなったように感じませんか?

たった2秒で「ツラい」が「気持ちいい」に変わる！
ココロとカラダの2秒テスト

カラダが変わる

テスト2

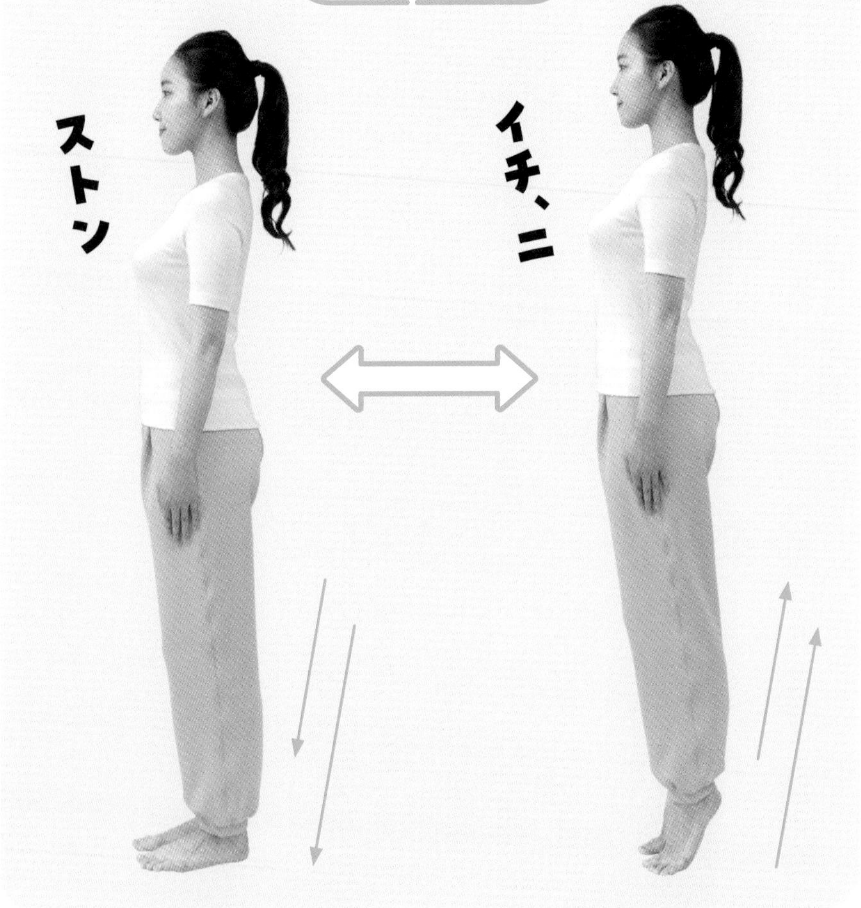

力を抜いて
下ろす

⟷

かかとを
2秒間上げる

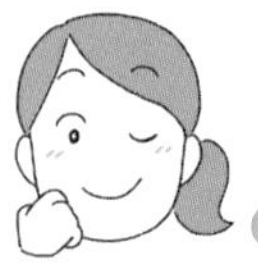

足の疲れがフワッと抜けた感じがしませんか？

ココロが変わる

テスト1

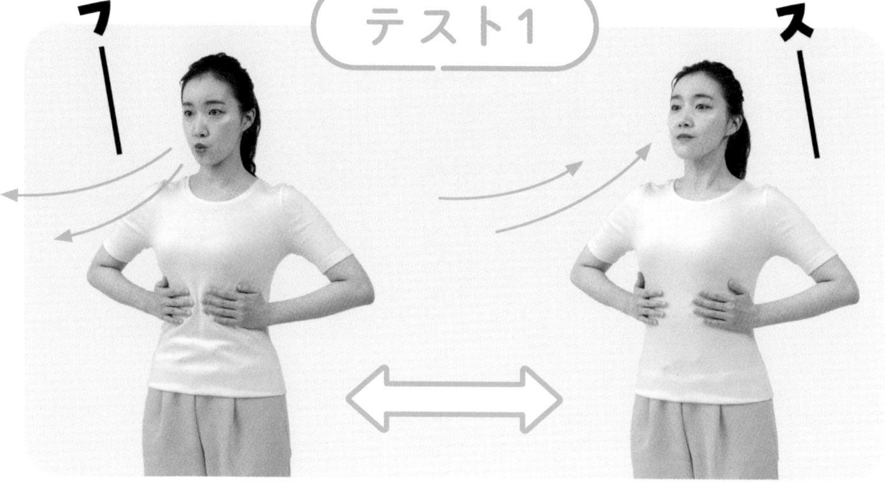

口で2秒間息を吐く ⟷ 鼻で2秒間息を吸う

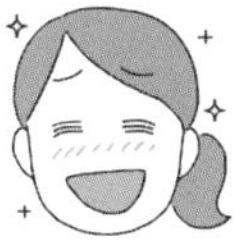

緊張がゆるんでココロがラクになりませんか?

ココロが変わる

テスト2

好きな
芸能人の
顔

南の島

目を閉じて
南の島や好きな芸能人の
顔を2秒間イメージする

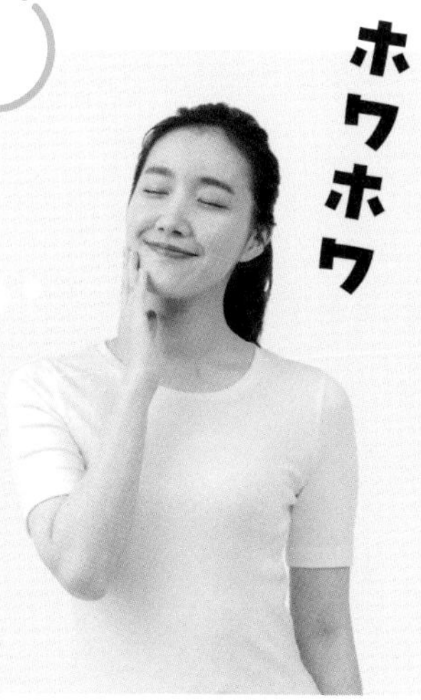

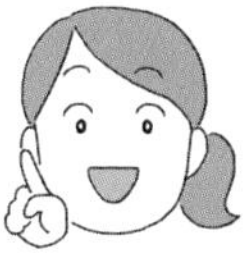

なんとなくプラス思考に切り替わっていませんか?

CONTENTS

第3章 職場の悩み＆ストレス対策 2秒ストレッチ

第4章 体形のお悩み2秒ストレッチ

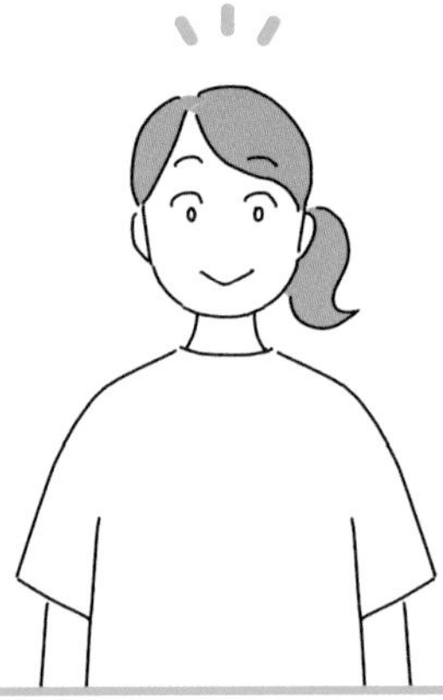

2秒ストレッチの体験者

ハルナさん

忙しい毎日を過ごす30代の女性。齊藤先生に2秒ストレッチの極意を教わりながら、体験した感想などを読者の皆さんにお伝えするナビゲーター役を務めます。

第1章

ココロもカラダも2秒でほぐれる!?

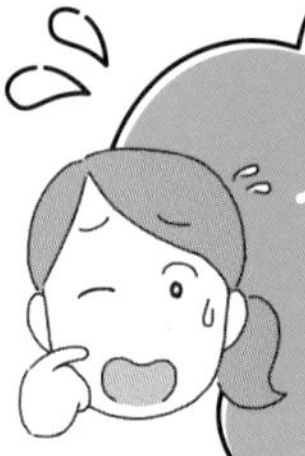

つい頑張ってしまうから、いつも調子が悪い？

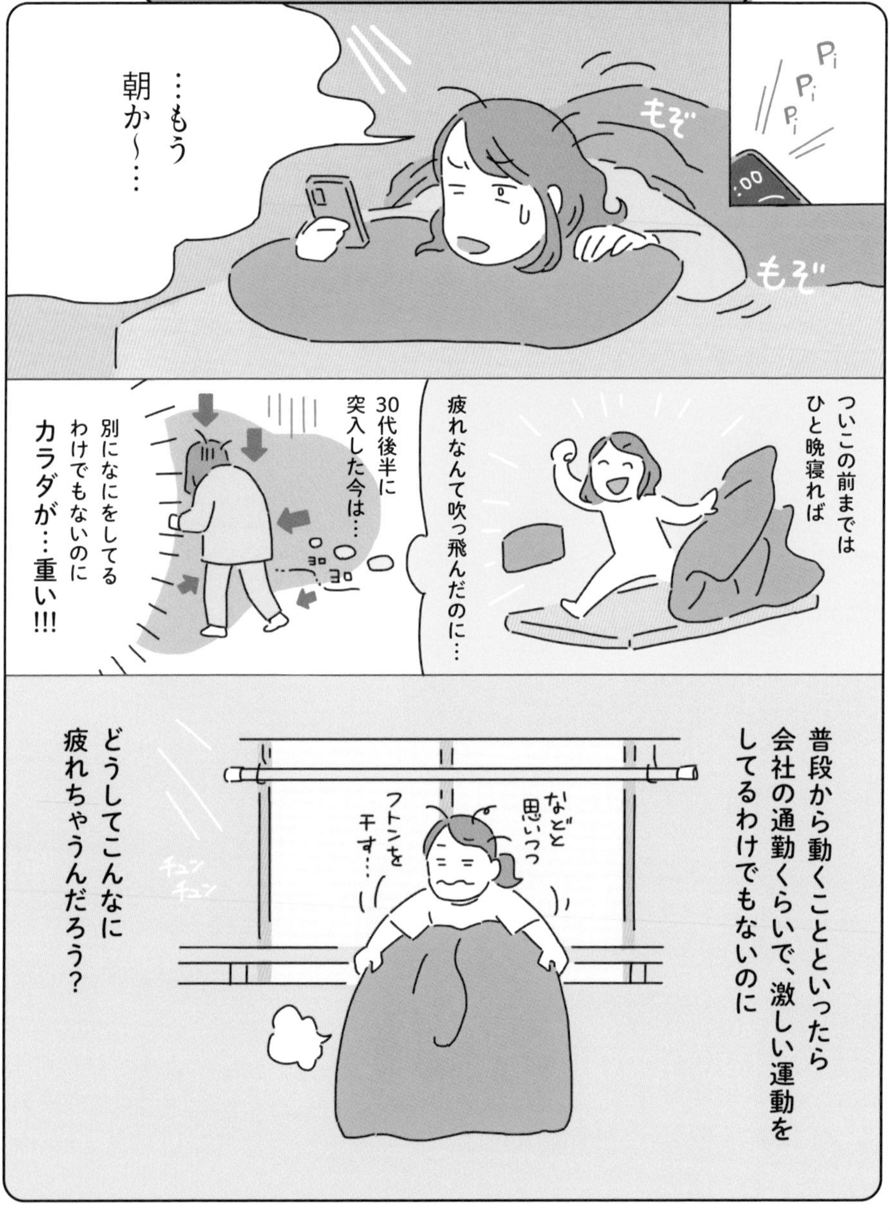

Pi
Pi
Pi
もぞ
もぞ
…もう朝か〜…
ついこの前まではひと晩寝れば
疲れなんて吹っ飛んだのに…
30代後半に突入した今は…
別になにをしてるわけでもないのに
カラダが…重い!!!
ヨロ
ヨロ
普段から動くことといったら会社の通勤くらいで、激しい運動をしてるわけでもないのに
などと思いつつ
フトンを干す…
チュン
チュン
どうしてこんなに疲れちゃうんだろう？

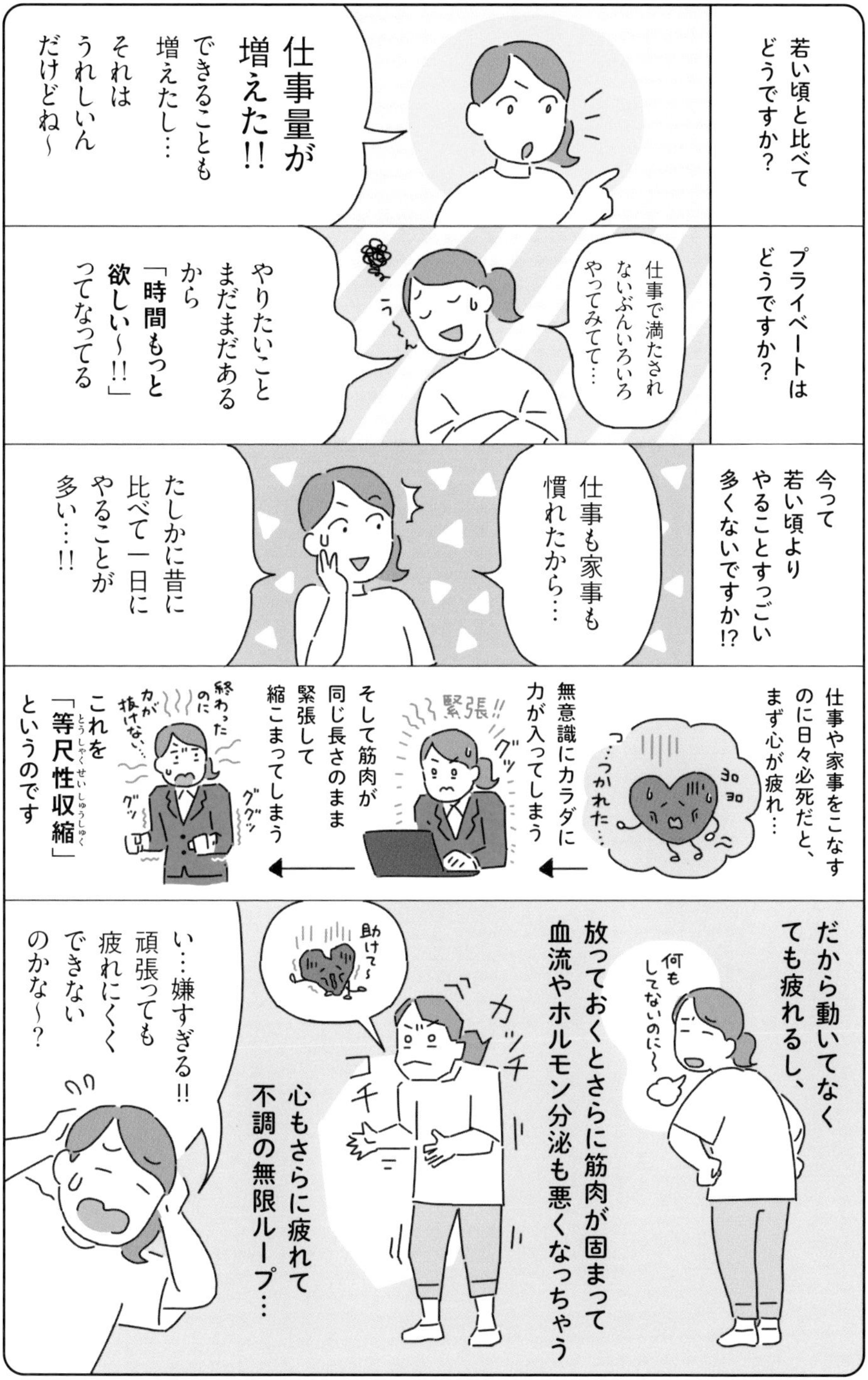
若い頃と比べてどうですか？
仕事量が増えた!!
できることも増えたし…それはうれしいんだけどね～
プライベートはどうですか？
仕事で満たされないぶんいろいろやってみてて…
う～ん
やりたいことまだまだあるから「時間もっと欲しい～!!」ってなってる
今って若い頃よりやることすっごい多くないですか!?
仕事も家事も慣れたから…
たしかに昔に比べて一日にやることが多い…!!
仕事や家事をこなすのに日々必死だと、まず心が疲れ…
つ…つかれた…
ヨロヨロ
無意識にカラダに力が入ってしまう
緊張!!
グッ
そして筋肉が同じ長さのまま緊張して縮こまってしまう
終わったのに力が抜けない…
グッ
ググッ
これを「等尺性収縮《とうしゃくせいしゅうしゅく》」というのです
だから動いてなくても疲れるし、
何もしてないのに～
放っておくとさらに筋肉が固まって血流やホルモン分泌も悪くなっちゃう
助けて～
カッチコチ
心もさらに疲れて不調の無限ループ…
い…嫌すぎる!!
頑張っても疲れにくくできないのかな～？

頑張っている人ほど
カラダもココロもしんどくなる

仕事やプライベートが充実してくる年齢になると、若い頃より**「疲れやすい、カラダのどこかにコリや痛みがある、気分が重い」**というように、体調のコンディションが思わしくないことが多くなっていませんか？

その大きな原因として考えられるのが、**「やることが多い」**ということ。若い頃より仕事の責任も増しますし、プライベートでの家事や用事もやたら増えます。皆さんは、常日頃からそれらをこなすために、必死に「頑張っている」と思いますが、**その頑張りこそが、私たちの体調を狂わせる原因にもなっている**のです。

脳内で処理することが多くなると、先に脳が疲れてきます（中枢疲労）。すると、

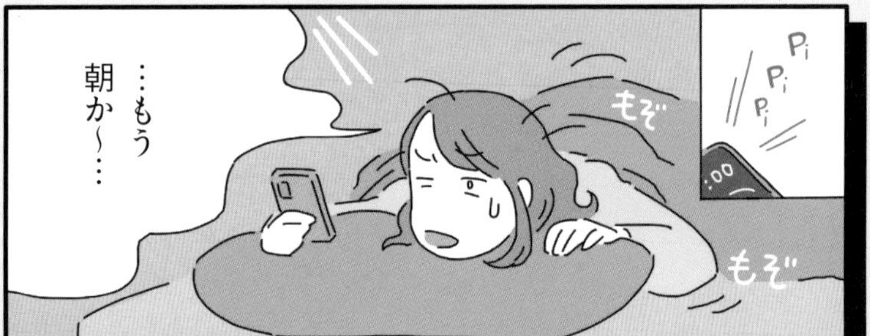
Pi
Pi
Pi
もぞ
もぞ
…もう
朝か～……

「ちょっと危機的な状況です」と脳が指令を出し、それにカラダが反応します。呼吸が浅くなり、血管が収縮し、筋肉が緊張。いわゆる**「電源オン」の状態となって、カラダが危機に備える**のです。

その状態をリカバリーできれば問題ありませんが、ずっと続くようになると、慢性的な緊張状態となり、やがて肩こりや腰痛、頭痛といった不調の症状につながります。カラダを動かさないデスクワークであっても、**脳が疲れていると、筋肉は同じ形**（長さ）**の状態でキュッと縮こまり**（等尺性収縮といいます）、**電源オンのまま硬く緊張している**ので、疲れてしまうのです。

このような緊張は、ほとんどが無意識に起こっています。緊張によって筋肉がカチカチに固まるということは、筋肉が伸び縮みすることで働くポンプ作用が弱まることでもあり、その内部の血液やリンパの流れも悪くなります。すると、**栄養や酸素の不足、老廃物の停滞など、いろいろとカラダによからぬ影響**も出てきます。

カラダにとってマイナスの情報は、当然脳にも伝えられ、負の反応のスパイラルが増大。放置しておくと「しんどい状態」が「もっとしんどい状態」へと進んでしまうのです。**頑張るほど、心やカラダがツラくなる**という皮肉なケースに追い込まれてしまうわけです。

あなたの「しんどい」は、頭・首・目に出ている！

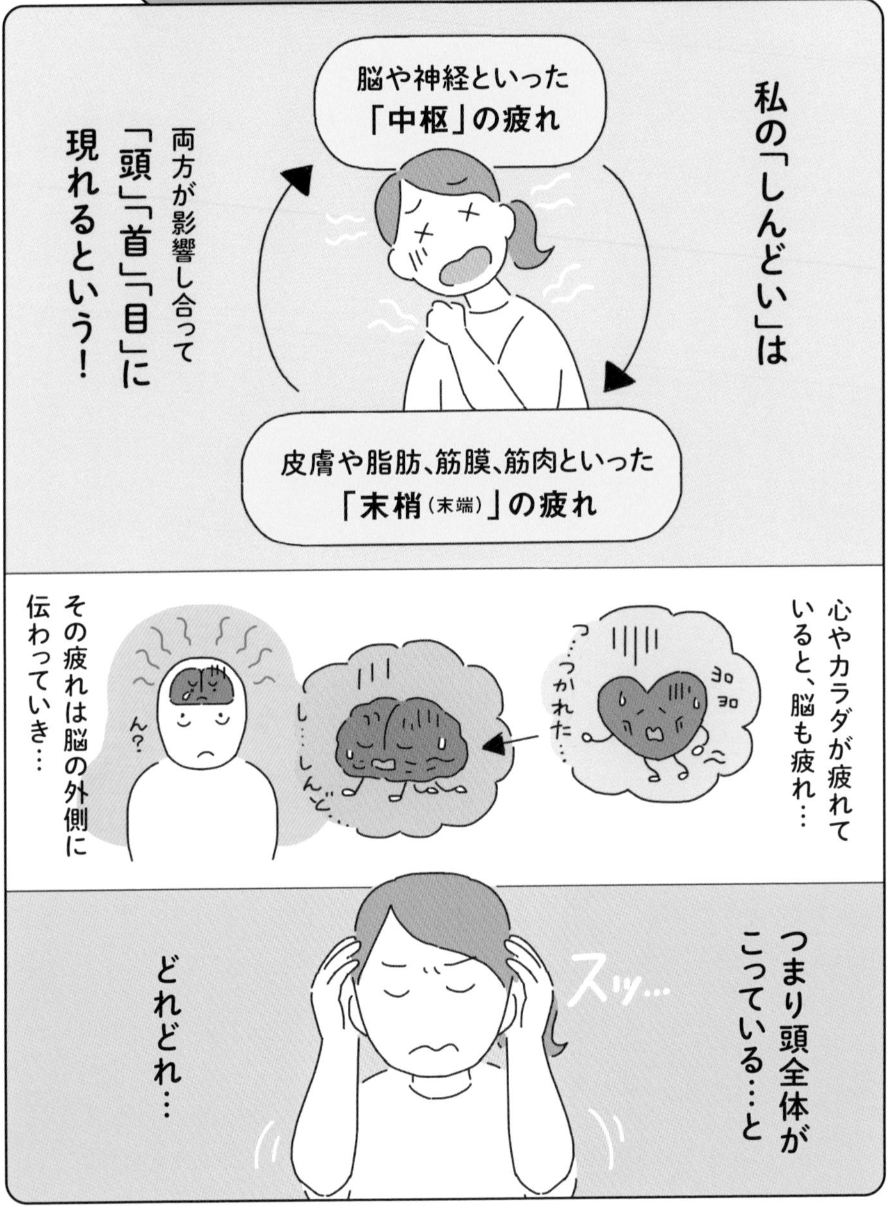

私の「しんどい」は
脳や神経といった「中枢」の疲れ
皮膚や脂肪、筋膜、筋肉といった「末梢（末端）」の疲れ
両方が影響し合って「頭」「首」「目」に現れるという！
心やカラダが疲れていると、脳も疲れ…
つ…つかれた…
ヨロ ヨロ
し…しんど…
ん？
その疲れは脳の外側に伝わっていき…
つまり頭全体がこっている…と
スッ…
どれどれ…

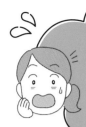

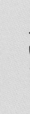

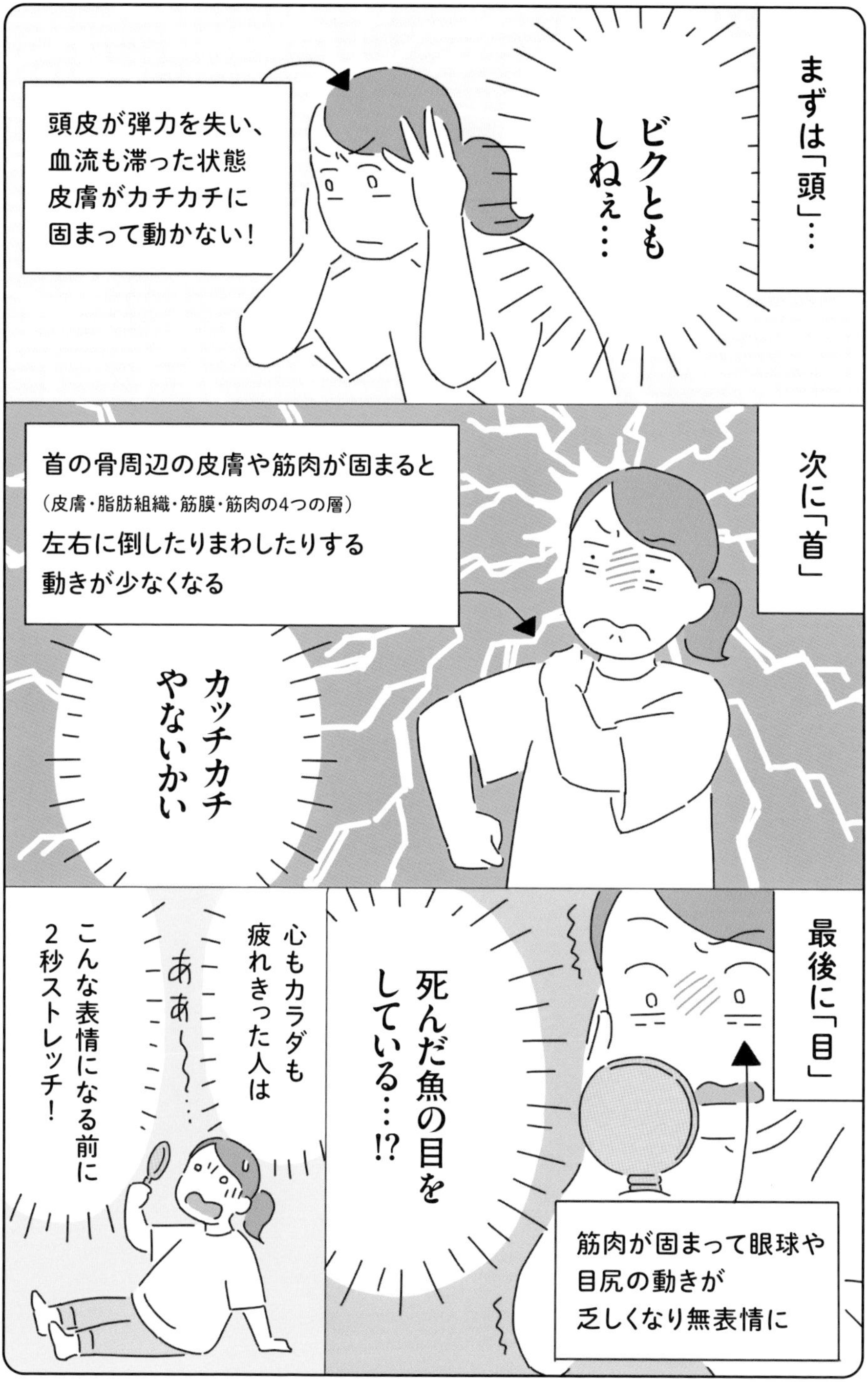
まずは「頭」…
ビクともしねぇ…
頭皮が弾力を失い、血流も滞った状態 皮膚がカチカチに固まって動かない!
次に「首」
首の骨周辺の皮膚や筋肉が固まると（皮膚・脂肪組織・筋膜・筋肉の4つの層）左右に倒したりまわしたりする動きが少なくなる
カッチカチやないかい
最後に「目」
死んだ魚の目をしている…!?
筋肉が固まって眼球や目尻の動きが乏しくなり無表情に
心もカラダも疲れきった人は
ああ〜〜…
こんな表情になる前に2秒ストレッチ!

無意識の疲れや緊張は、「頭」「目」「首」の状態でわかる！

悩みごとがあったり、仕事が忙しかったりすると、**顔から表情が消えている**、なんていうこともあると思います。自分自身の表情だと気づきにくいかもしれませんが、同僚や家族の表情なら「なんか様子がおかしいな」と、人の状態を読み取るヒントになることもあるんです。

それは、脳とカラダの観点からも理にかなっている方法といえます。

脳が疲れる（中枢疲労）ということは、**脳がこなす仕事が多く、オーバーワーク気味になっている**ということ。すると、脳の周辺組織である**「頭皮」**にもその反応（影響）が現れます。つまり、**頭皮が緊張して固まってしまう**のです。

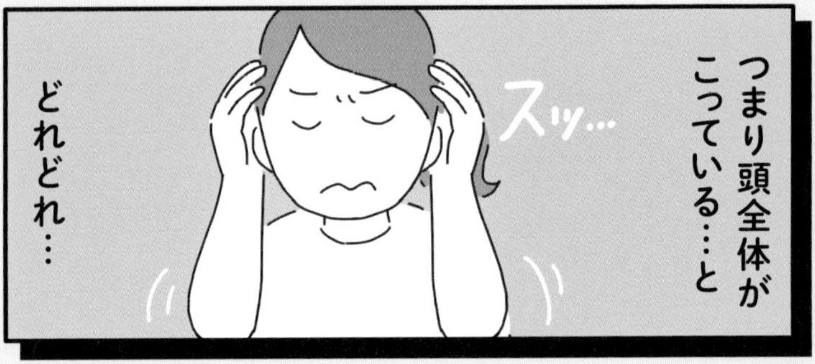
つまり頭全体がこっている…と
スッ…
どれどれ…

頭皮をはじめ、**人間の表層の部分は、「皮膚・脂肪・筋膜・筋肉」という4層のミルフィーユのような構造**をしています。緊張で表層が固まるという現象は、実は筋肉だけでなく、皮膚や脂肪、筋膜を含むミルフィーユが固まっていることを意味します。正常なら、このミルフィーユの各層が滑り合い、柔軟に動いている状態になりますが、慢性的な緊張状態になると一個の塊のように固まってしまいます。

頭皮をさわってみて**「つまめない、動かない」**感じで硬い場合は、脳が疲れている兆候かもしれません。

頭皮は、顔の表情をつくる筋肉（表情筋）にもつながっているため、頭皮が硬いと、表情をつくりにくい状態になります。特に目尻の動きが乏しくなり、一点を凝視するように「眼球運動」も少なくなります。**「目」の動きがなくなってくると、さらに、脳の視覚を司る部位（視覚野《しかくや》）は後頭部にあるため、「首」の周辺も硬く緊張**します。首が固まると、横に傾けたり、左右にまわしたりする動きが減ってきます。そのため、振り向くときに首だけでなく、肩や上半身ごとひねったりする硬い動きになってくるのです。

このように、脳が疲れて「頭・目・首」が硬くなってしまうと、まるで能面のように無表情となり、元気がなさそうに見えるのです。

伸ばそうとするから筋肉は伸びない!?

効率的にカラダをほぐす「2秒ストレッチ」

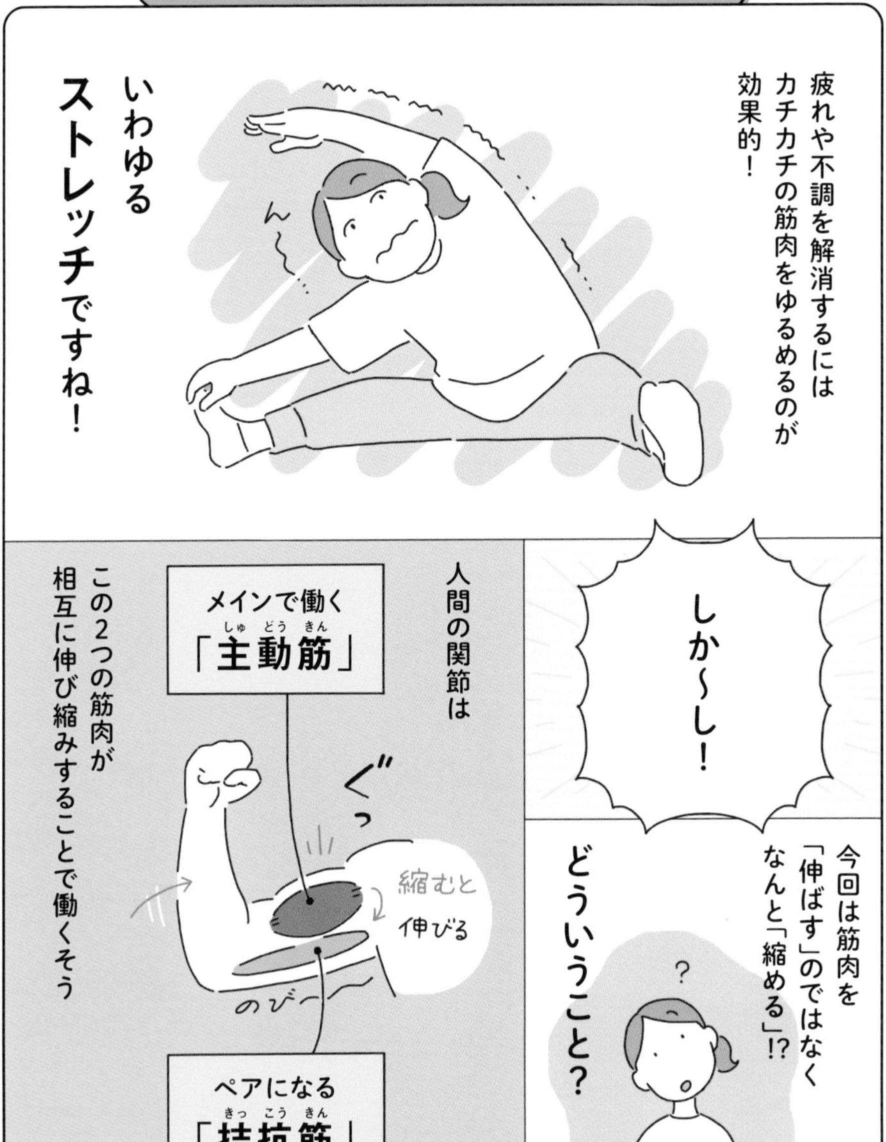
疲れや不調を解消するにはカチカチの筋肉をゆるめるのが効果的！
いわゆるストレッチですね！
しか〜し！
今回は筋肉を「伸ばす」のではなくなんと「縮める」!?
どういうこと？
人間の関節は
メインで働く「主動筋《しゅどうきん》」
ぐっ
縮むと
伸びる
のび〜
ペアになる「拮抗筋《きっこうきん》」
この2つの筋肉が相互に伸び縮みすることで働くそう

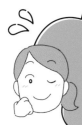

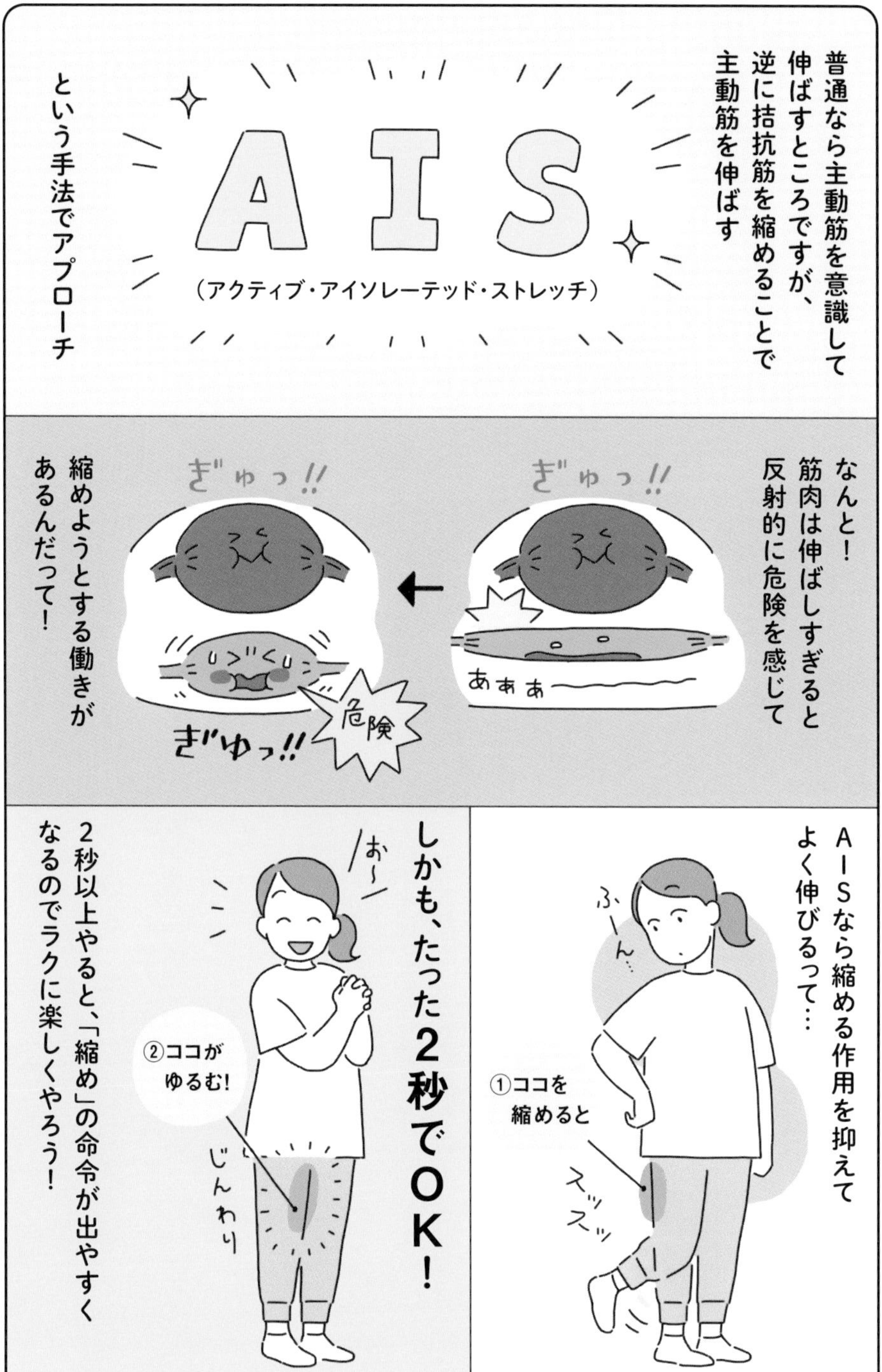
普通なら主動筋を意識して
伸ばすところですが、
逆に拮抗筋を縮めることで
主動筋を伸ばす
AIS
（アクティブ・アイソレーテッド・ストレッチ）
という手法でアプローチ
なんと！
筋肉は伸ばしすぎると
反射的に危険を感じて
ぎゅっ!!
あああ〜
ぎゅっ!!
ぎゅっ!!
危険
縮めようとする働きが
あるんだって！
ＡＩＳなら縮める作用を抑えて
よく伸びるって…
ふ〜ん…
①ココを縮めると
スッ
スッ
しかも、たった２秒でＯＫ！
お〜
②ココがゆるむ！
じんわり
２秒以上やると、「縮め」の命令が出やすく
なるのでラクに楽しくやろう！

筋肉を縮めて伸ばす？
力まないから効果的に伸ばせる「ＡＩＳストレッチ」

緊張で力を抜けなくなってしまった筋肉。縮こまった状態で、いわば電源が入りっぱなしのような状態です。なので、この状態をゆるめて電源を切らない限り、疲れや不調は解消されません。

そこで、固まった筋肉をゆるめるのに有効な手段として、本書では「ストレッチ」を採用しています。ストレッチといえば、「筋肉を伸ばすもの」だというイメージがあると思いますが、実は、それは正解である一方、間違いでもあります。**筋肉を必死に伸ばそうとするあまり、それが新たな緊張を生み、十分に伸ばせなくなることがあるからです。**

本書で使用する主なアプローチは、「ＡＩＳ（アクティブ・アイソレーテッド・ストレッチ）」とい

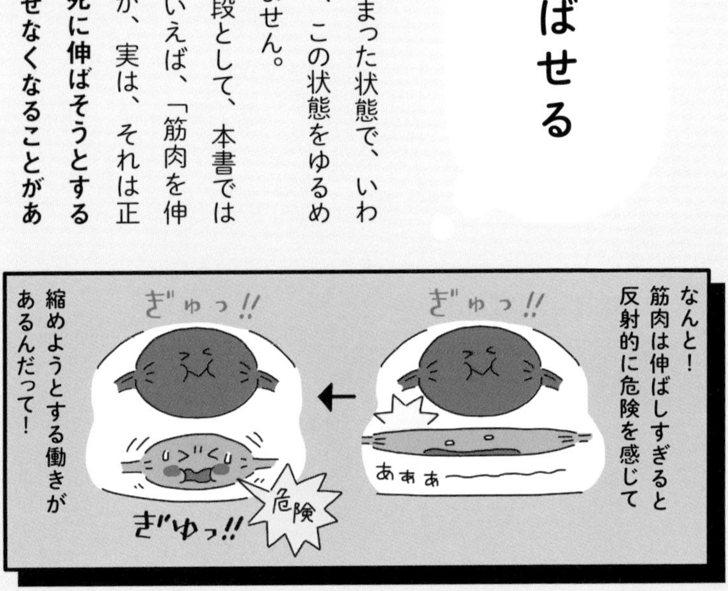

なんと！
筋肉は伸ばしすぎると
反射的に危険を感じて
ぎゅっ!!
あぁぁ—
ぎゅっ!!
ぎゅっ!!
危険
縮めようとする働きが
あるんだって！

うストレッチ。筋肉は関節を動かすために、**メインで働く「主動筋《しゅどうきん》」と、それと対になる「拮抗筋《きっこうきん》」というペアで機能**しています。例えば、ひじを曲げる動作は、主動筋である上腕《じょうわん》二《に》頭筋《とうきん》（力こぶの筋肉）が縮み、その裏側にある拮抗筋の上腕三頭筋《じょうわんさんとうきん》（二の腕の筋肉）がゆるむことで成立します。ひじを伸ばす場合は、逆にこれら主動筋と拮抗筋の役割を入れ替えて伸び縮みするわけです。**AISは、「主動筋を伸ばす意識」ではなく、「拮抗筋を縮める意識」で行う方法**です。

通常のストレッチは、主動筋を伸ばす意識で行います。ところが、あまり伸ばしすぎると、筋肉が「伸びすぎキケン」と反射的にセンサーを働かせ、「縮め」という命令を下します。**筋肉を伸ばしながら、縮む作用が働く**という矛盾が生じてしまうのです。これでは、筋肉の緊張をゆるめるという本来の目的が十分に果たせません。

しかし、AISであれば、拮抗筋を縮める動きがメインとなるため、**主動筋の反射的な「縮めセンサー」の働きが抑えられ、よく伸ばすことができます。**また、疲れや不調は、筋肉が一定の形で固まってしまうことが問題。AISは、筋肉を伸ばすだけでなく、**主動筋と拮抗筋のペアを交互に伸び縮みさせる**ことで、固まってしまった筋肉の塊の形を変え、本来の柔軟な筋肉を取り戻すことができます。

コリや痛み、癒やし、部分やせ……etc.

本当に効果がある？ 2秒でなにが変わるの!?

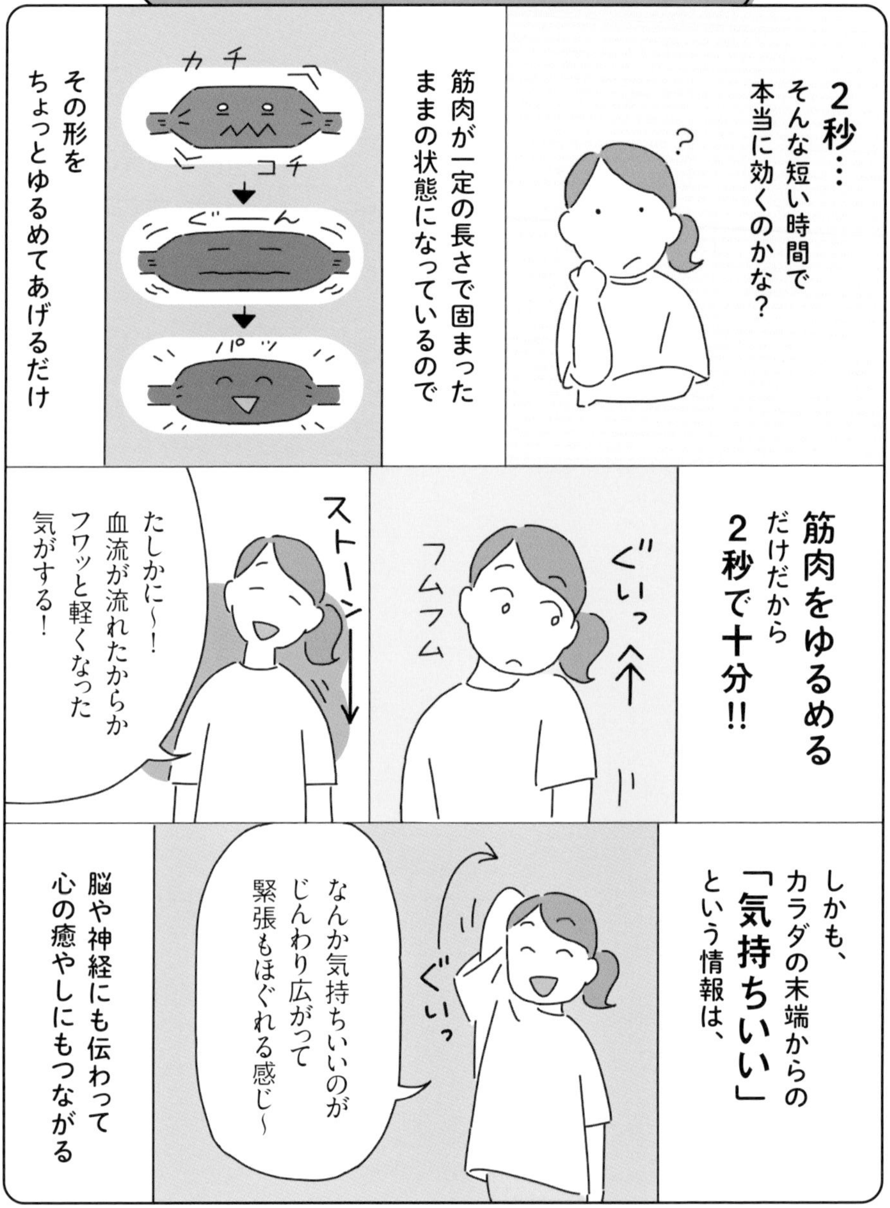
2秒…
そんな短い時間で本当に効くのかな？
？
筋肉が一定の長さで固まったままの状態になっているので
カチ
コチ
ぐーん
パッ
その形をちょっとゆるめてあげるだけ
筋肉をゆるめるだけだから2秒で十分!!
ぐいっ
フムフム
ストーン
たしかに〜！
血流が流れたからかフワッと軽くなった気がする！
しかも、カラダの末端からの「気持ちいい」という情報は、
ぐいっ
なんか気持ちいいのがじんわり広がって緊張もほぐれる感じ〜
脳や神経にも伝わって心の癒やしにもつながる

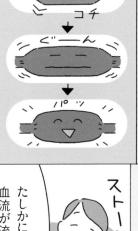

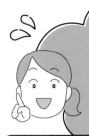

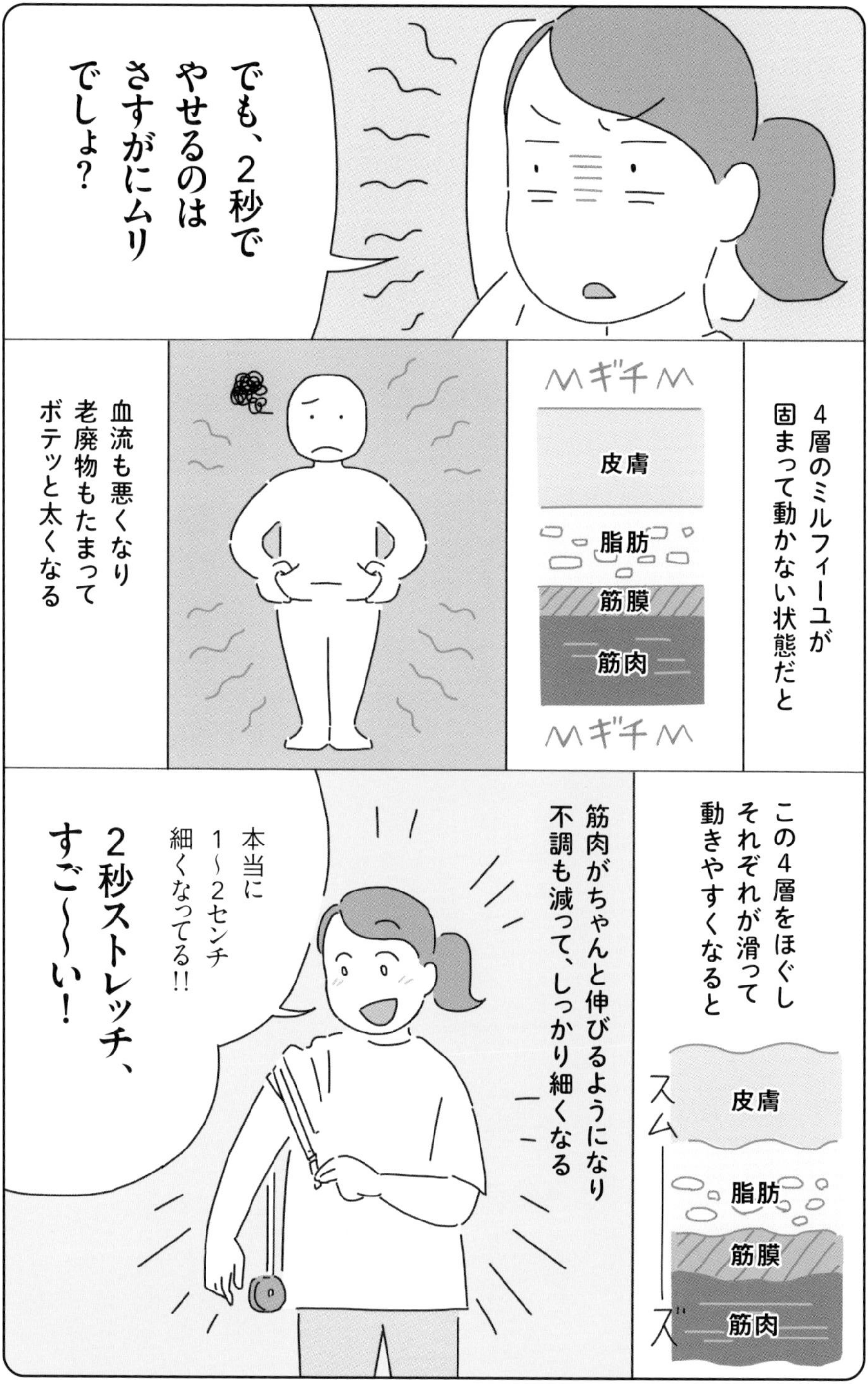
でも、2秒でやせるのはさすがにムリでしょ?
4層のミルフィーユが固まって動かない状態だと
ギチ
皮膚
脂肪
筋膜
筋肉
ギチ
血流も悪くなり老廃物もたまってボテッと太くなる
この4層をほぐしそれぞれが滑って動きやすくなると
スムーズ
皮膚
脂肪
筋膜
筋肉
筋肉がちゃんと伸びるようになり不調も減って、しっかり細くなる
本当に1～2センチ細くなってる!!
2秒ストレッチ、すご～～い!

※体験者個人の感想です。

コリや痛み、心の問題から部分やせまで。たった2秒でも効果が出る理由とは？

ＡＩＳを2秒やるから**「2秒ストレッチ」**。本書で紹介しているのは、極めて短時間で手軽にできる魔法のようなストレッチです。

でも、どうしても疑ってしまいますよね？

「本当に2秒で効果があるの？」

すでに述べたように、**心身の疲労や不調**は、筋肉が一定の形（長さ）で緊張し固まってしまうことが大きな原因のひとつです。その筋肉の形をゆるめて変えてあげるだけでよいわけですから、**2秒でも伸び縮みの動きで形が変わります。**基本は2秒ですが、**いつでも、どこでも、何回でも、気持ちよくなるまで自由にくり返しても構いません。**

また、逆に長くやりすぎると、再び筋肉の反射的な「縮めセン

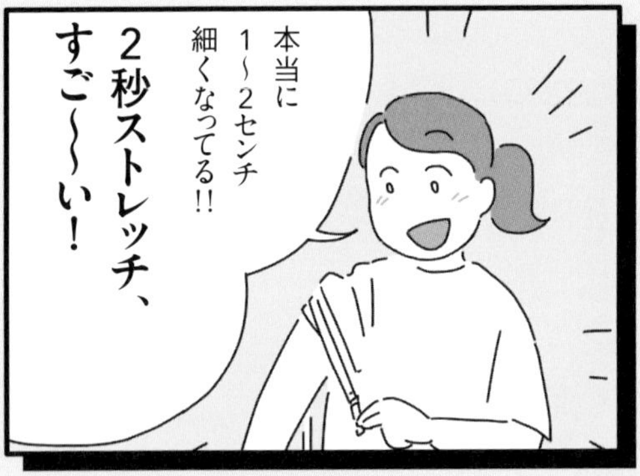

本当に1～2センチ細くなってる!!
2秒ストレッチ、すご～～い！

サー」が働きやすくなります。**2秒という短時間であれば、センサーが働く前に終わってしまう**ので、筋肉を効果的にゆるめることができます。

本書ではさらに、メンタルストレスなどにも有効なストレッチを紹介しています。**心の問題**にも2秒で効果があるのかと疑問に思うかもしれません。しかし、これも理屈は一緒です。カラダの緊張をほぐしてあげることで、「気持ちいい」という情報が、末端（カラダ）から中枢（脳や中枢神経）に伝えられます。

快楽というプラスの情報は、脳によい影響を与え、負のスパイラルと同じように、正のスパイラルで心とカラダを前向きに切り替えることができます。

心とカラダは一方通行ではなく、双方向でつながり、お互いに影響し合う関係にあるのです。

また、**部分やせ**にも効果があります。

それはさすがにムリかと思われがちですが、皮膚・脂肪・筋膜・筋肉の4層のミルフィーユが、塊のように固まってしまうから、ボテッと太くなってしまいます。ですから、2秒ストレッチで**問題の部位をゆるめて形を整えてあげれば、部分やせも不可能ではありません。**実際にサイズの数値にも好影響が出るでしょう。

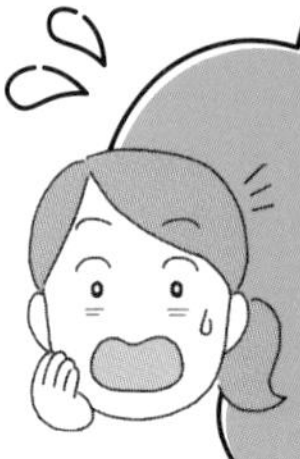

ココロは視覚にだまされている？

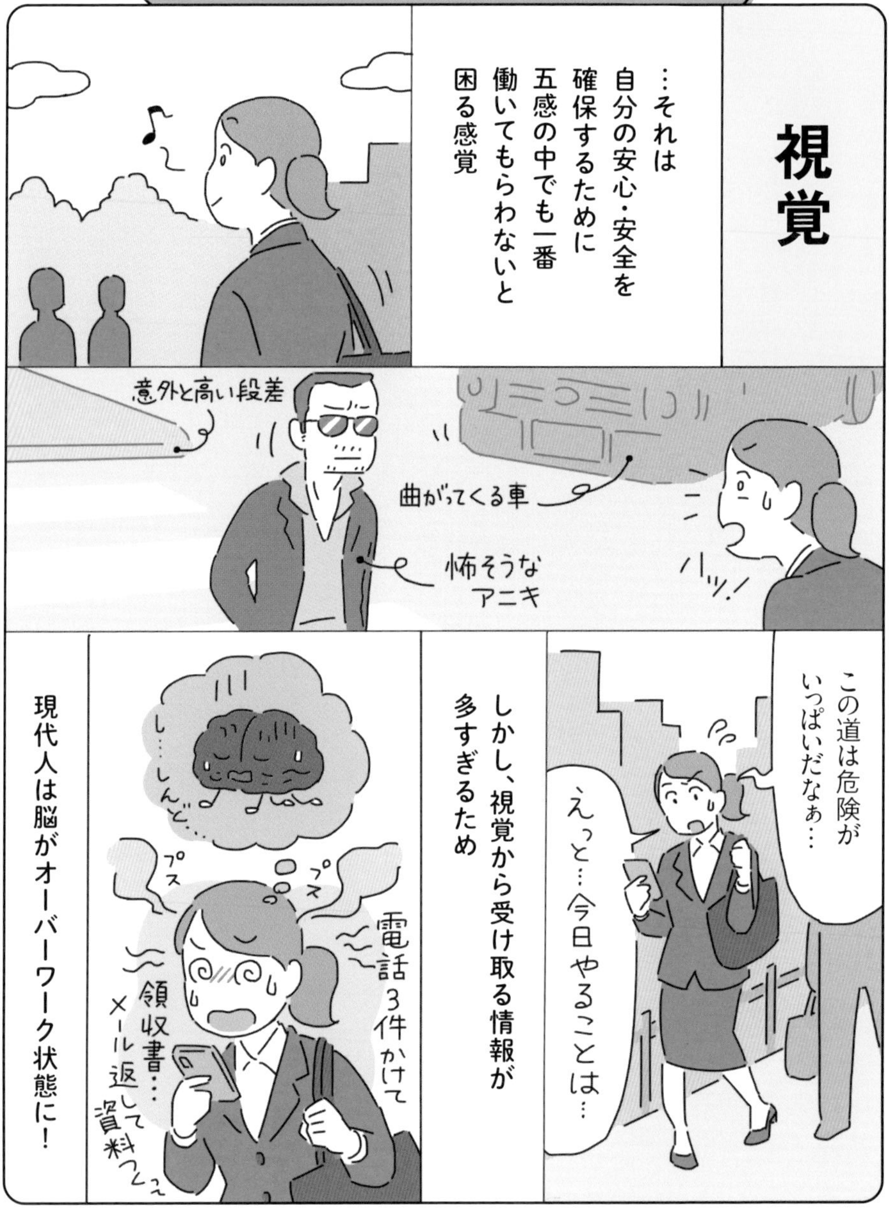
視覚
…それは
自分の安心・安全を
確保するために
五感の中でも一番
働いてもらわないと
困る感覚
ハッ！
曲がってくる車
怖そうな
アニキ
意外と高い段差
この道は危険が
いっぱいだなぁ…
えっと…今日やることは…
しかし、視覚から受け取る情報が
多すぎるため
電話3件かけて
領収書…
メール返して
資料つくって
プス
プス
し…しんど…
現代人は脳がオーバーワーク状態に！

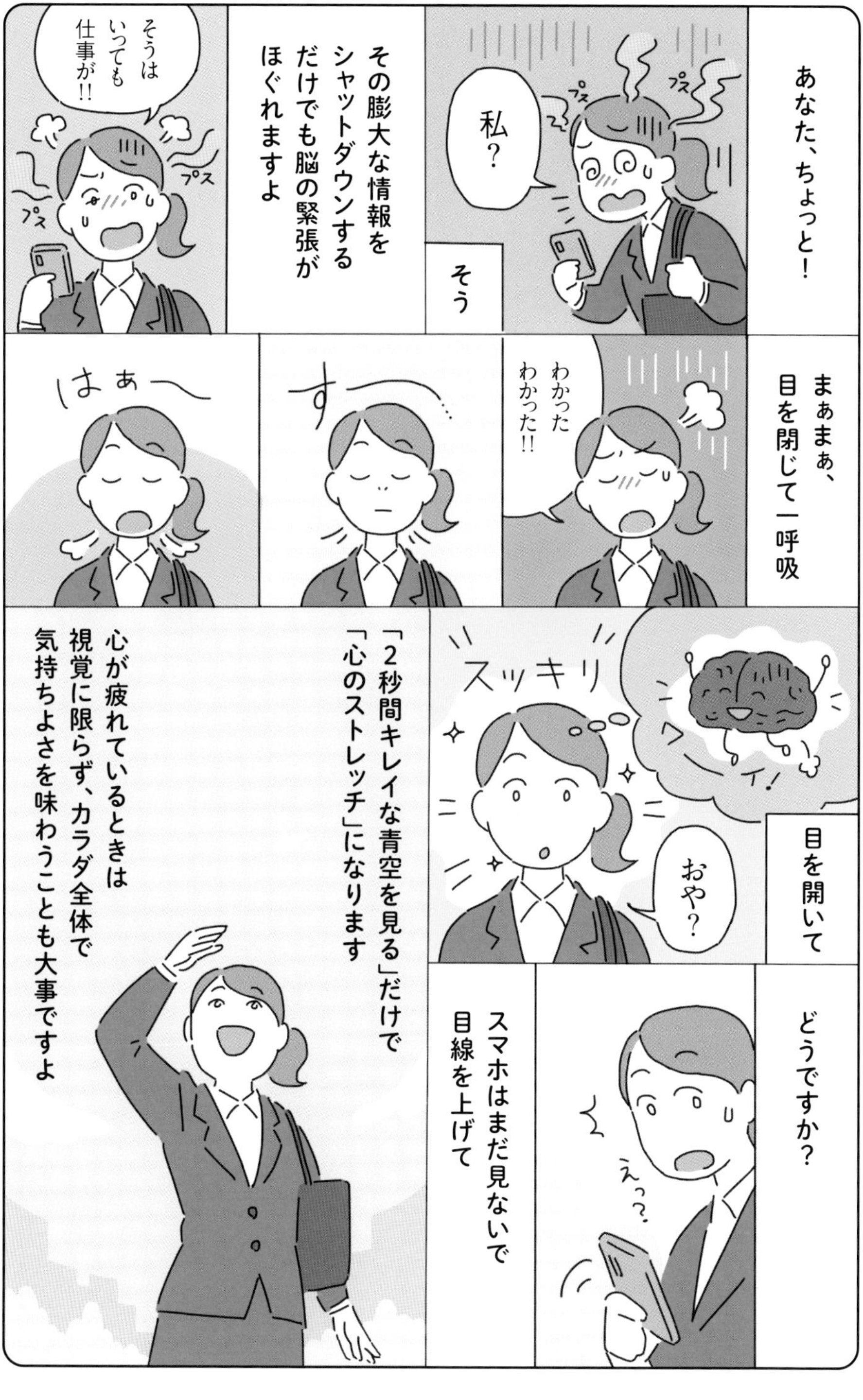
あなた、ちょっと!
私?
プス
プス
そう
その膨大な情報をシャットダウンするだけでも脳の緊張がほぐれますよ
そうはいっても仕事が!!
プス
プス
まぁまぁ、目を閉じて一呼吸
わかったわかった!!
すー…
はぁ〜
目を開いて
おや?
スッキリ
ワーイ!
どうですか?
えっ??
スマホはまだ見ないで目線を上げて
「2秒間キレイな青空を見る」だけで「心のストレッチ」になります
心が疲れているときは視覚に限らず、カラダ全体で気持ちよさを味わうことも大事ですよ

スマホでの暇つぶしも 脳にとっては過労働

視覚は、人間の安心や安全を確保する上で、五感の中でも一番重要な役割を果たしています。そのぶん、脳は視覚から得た大量の情報を処理しなければいけないわけですが、**現代人の視覚情報は極めて膨大**です。私たちは、パソコンやテレビ、スマートフォンの画面を一日中見つめ続けています。仕事はもちろん、暇つぶしに楽しんでいる状況であっても、**脳は絶えず流れてくる視覚情報を強制的に処理させられている**のです。それは、**脳の過労働**を招きます。

前述したように、脳が疲れるとカラダの不調につながり、心も後ろ向きになりがちです。そのため、その膨大な視覚情報をシャットダウンするだけでも、脳のリカバリーをうながすことができ、カラダの疲れを和らげ、心(脳)に余裕を取り戻すことができます。

例えば、仕事で忙しいときに、ふと**青空を見上げる**だけでも、理性処理が必要な情報を遮断し、**「気持ちいい」という感覚情報によって、心が前向きになる**ようスイッチが切り替わります。それはある意味、緊張でこり固まった心をゆるめる**「心の2秒ストレッチ」**ともいえるでしょう。

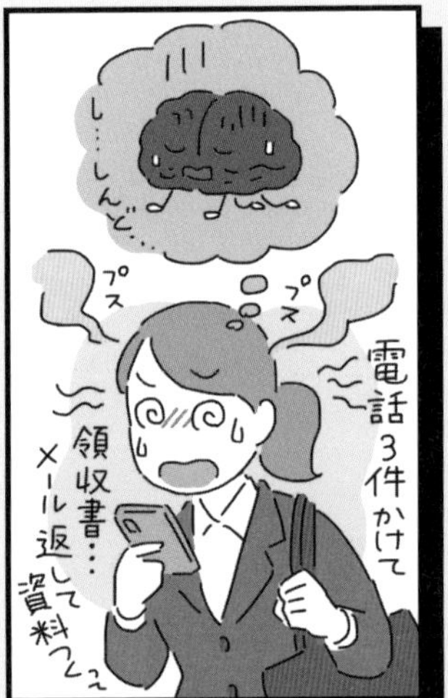
しんど…
プス
プス
電話3件かけて
領収書…
メール返して
資料つく

第2章

症状別
カラダ回復
2秒ストレッチ

どこが痛いか わからないくらい、 あちこち痛い！

症状別2秒ストレッチ コリと痛み編

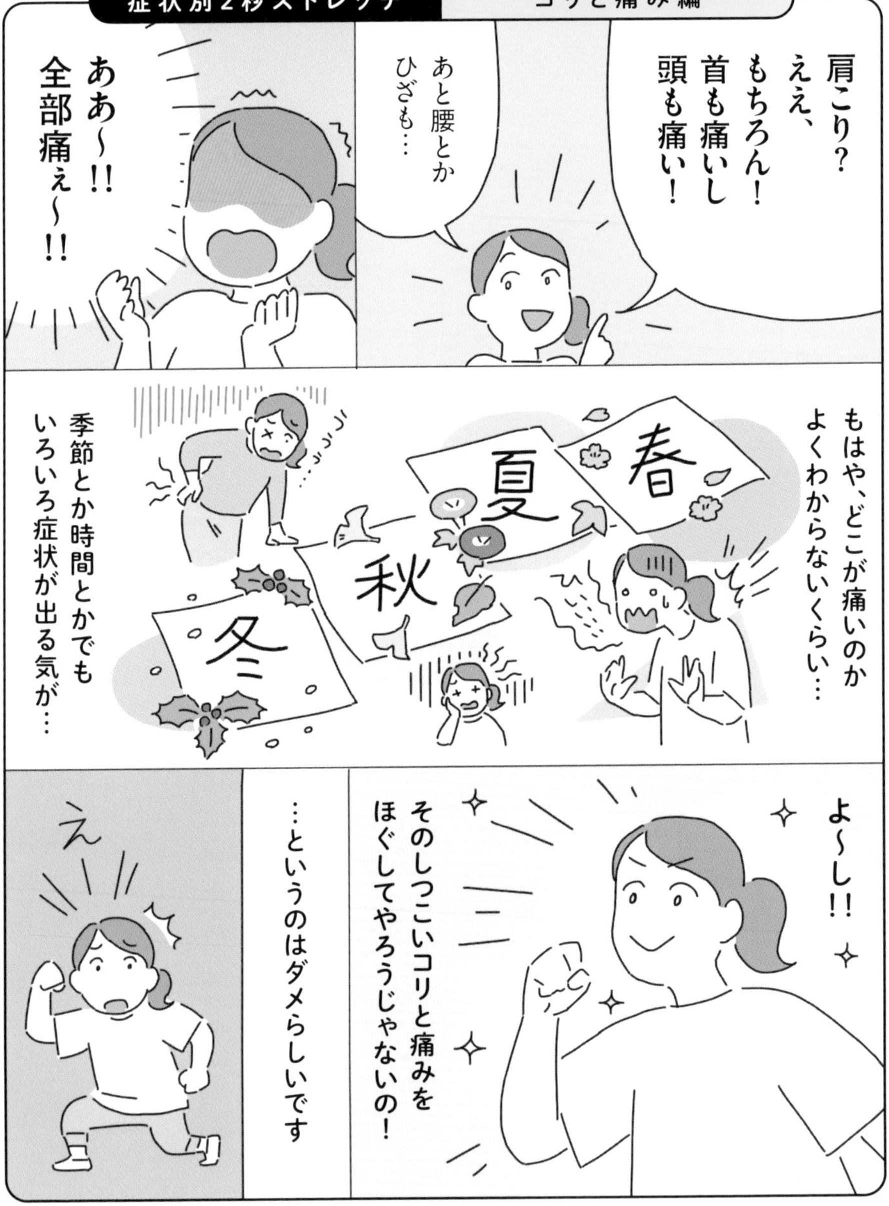
肩こり？ ええ、もちろん！ 首も痛いし 頭も痛い！
あと腰とか ひざも…
ああ〜!! 全部痛ぇ〜!!
もはや、どこが痛いのか よくわからないくらい…
春
夏
秋
冬
季節とか時間とかでも いろいろ症状が出る気が…
よ〜し!!
そのしつこいコリと痛みを ほぐしてやろうじゃないの！
…というのはダメらしいです
え

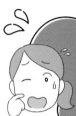

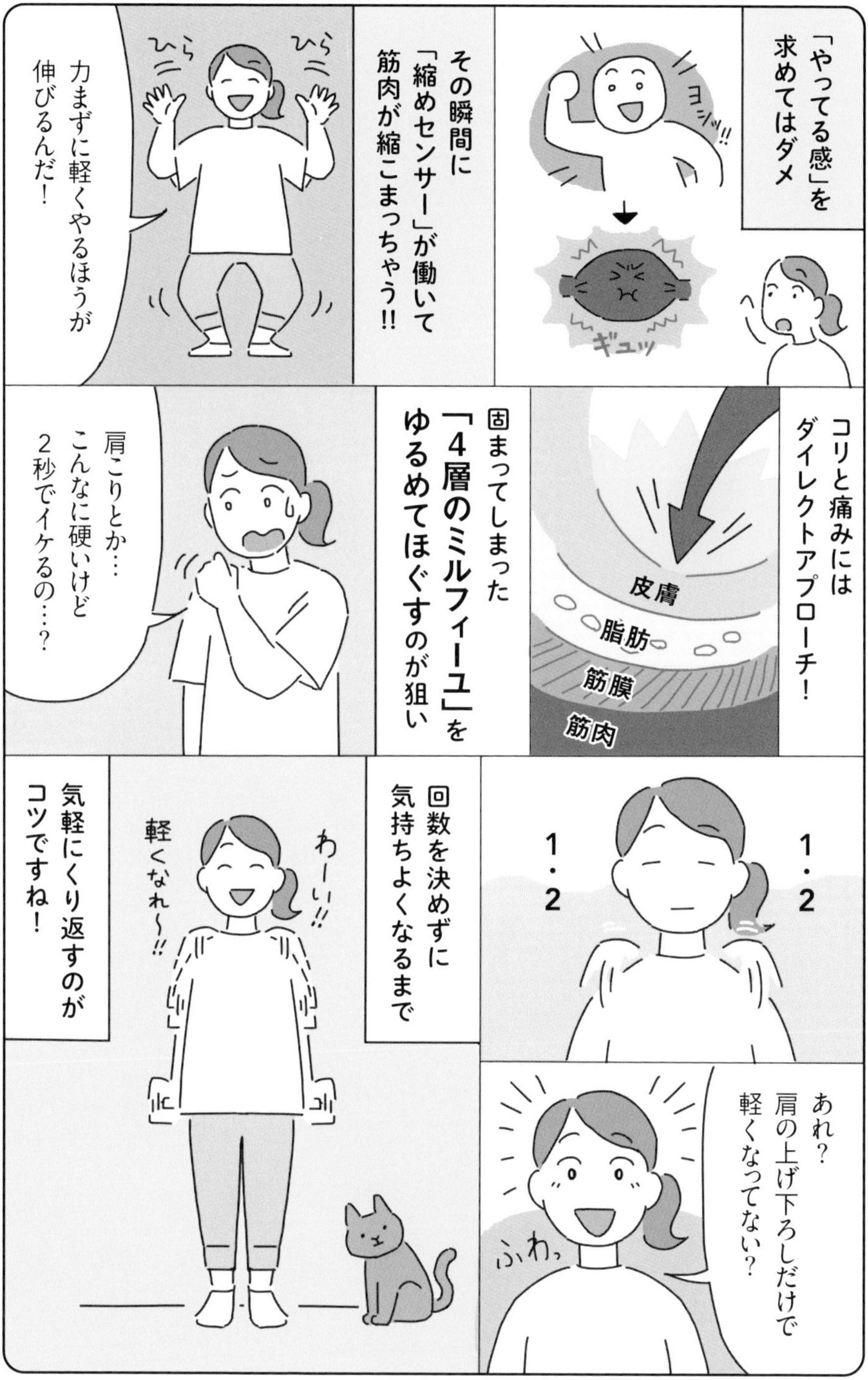
「やってる感」を求めてはダメ
ヨシッ!!
ギュッ
その瞬間に「縮めセンサー」が働いて筋肉が縮こまっちゃう!!
ひら
ひら
力まずに軽くやるほうが伸びるんだ!
コリと痛みにはダイレクトアプローチ!
皮膚
脂肪
筋膜
筋肉
固まってしまった「4層のミルフィーユ」をゆるめてほぐすのが狙い
肩こりとか…こんなに硬いけど2秒でイケるの…?
1・2
1・2
あれ? 肩の上げ下ろしだけで軽くなってない?
ふわっ
回数を決めずに気持ちよくなるまで
わーい!!
軽くなれ〜!!
気軽にくり返すのがコツですね!

頭痛（筋肉の緊張が原因のもの）

頭の横の筋肉が緊張して痛みになる！

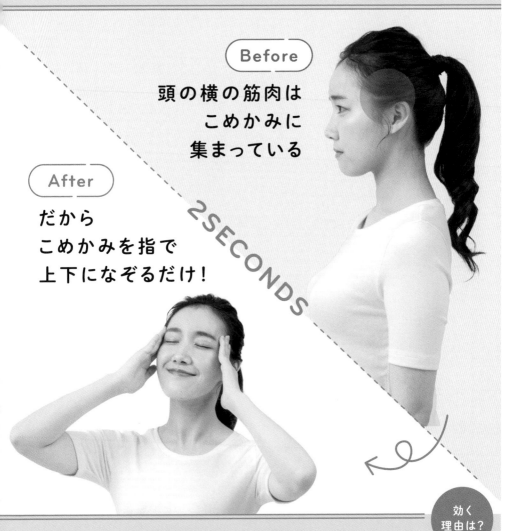

Before

頭の横の筋肉は
こめかみに
集まっている

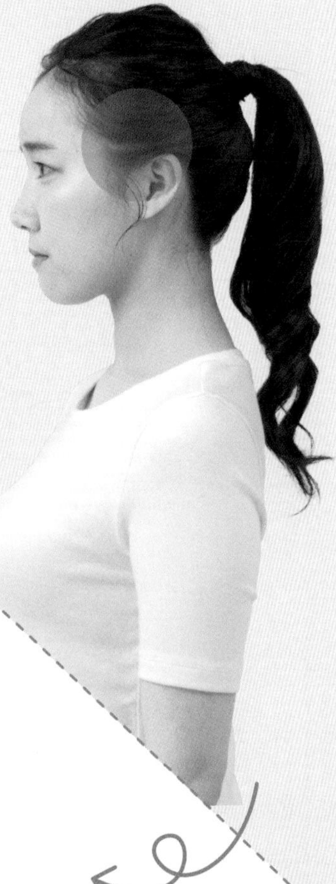

2SECONDS

After

だから
こめかみを指で
上下になぞるだけ！

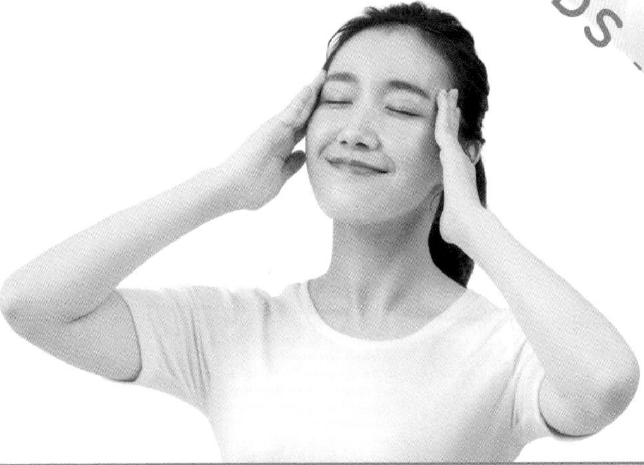

効く理由は？

脳が疲れると、周辺の頭皮が緊張して硬くなります。緊張性の頭痛の場合は、この筋肉の緊張が原因のひとつ。こめかみは、解剖学的に頭部の筋肉が集まっている部位なので、そこを2秒かけて上下になぞりながら、皮膚・脂肪・筋膜・筋肉の4層のミルフィーユをゆるめます。

頭痛の2秒ストレッチ

1 こめかみのくぼみの上に人差し指と中指を当てる

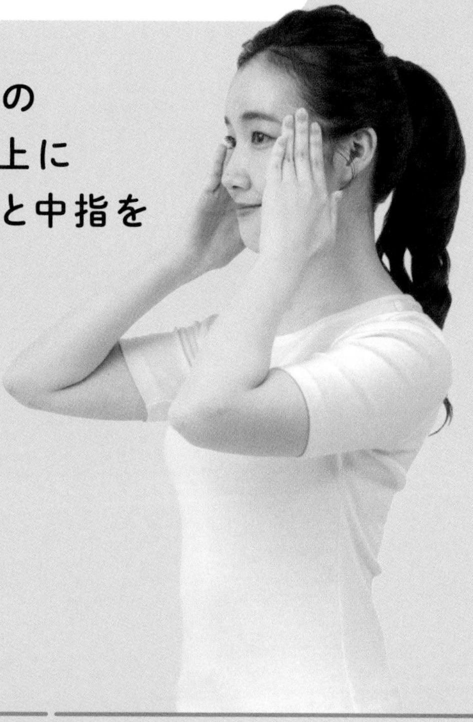

力を入れすぎると、
上下になぞり
にくいかも。
ほどよく!

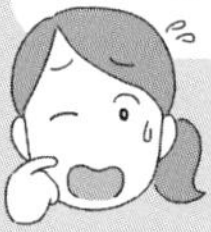

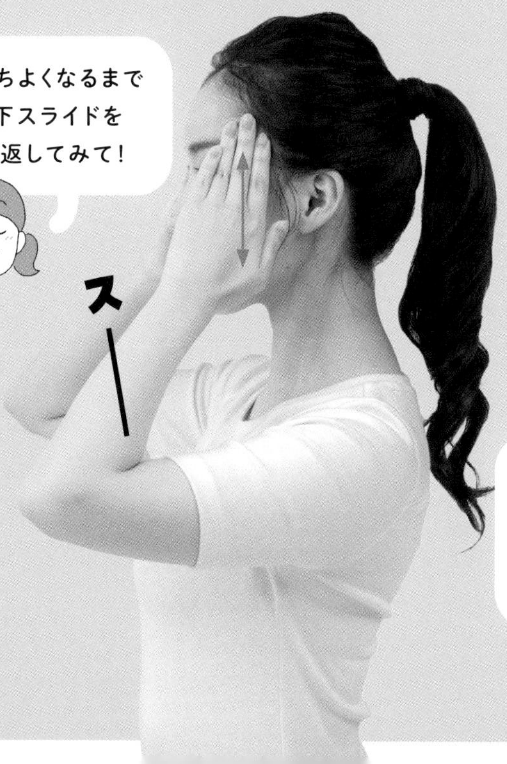

気持ちよくなるまで
上下スライドを
くり返してみて!

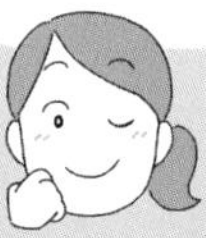

2 こめかみを2秒かけて上下になぞる

頭の中に血が
めぐっていくみたいで、
フワッと軽く
なりますよ～

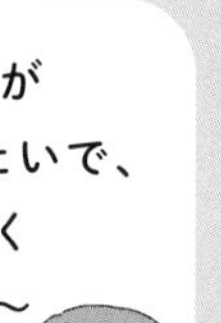

後頭部痛（ストレス疲れにも！）

不良姿勢やストレスの緊張で後頭部がカチカチに！

Before

ストレスや緊張で後頭部の頭皮や筋肉が引っ張られる

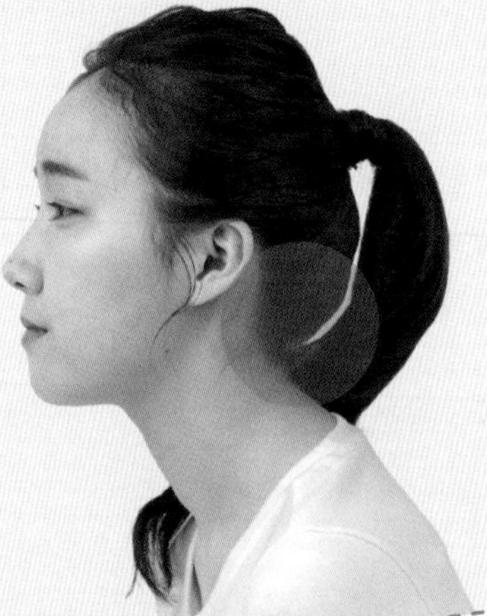

2SECONDS

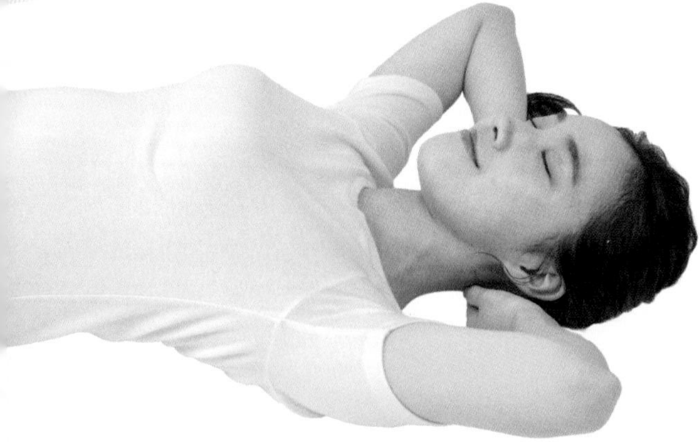

After

寝ながら後頭部を指で左右にほぐす！

効く理由は？

頭の重さは約5kgでボウリング球ほど。デスクワークなどをしていると、少し頭が前に傾きますが、ちょうど後頭部と首のつなぎ目のあたりで、頭の重さを支えることになります。脳の疲れや、目の酷使の影響も後頭部に出るため、直接ほぐしながら気持ちいい刺激を入れます。

後頭部痛の2秒ストレッチ

① あお向けになって両手の指先を後頭部に当てる

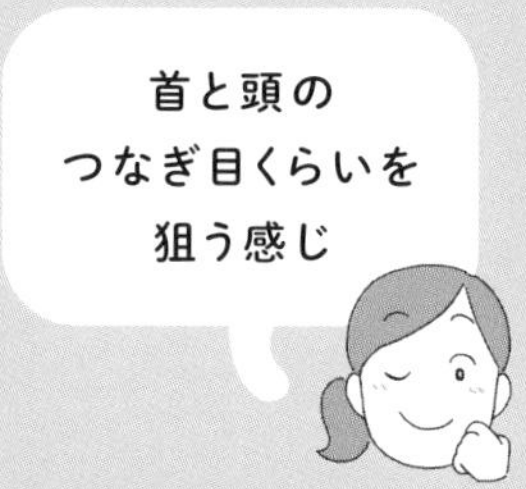
首と頭の
つなぎ目くらいを
狙う感じ

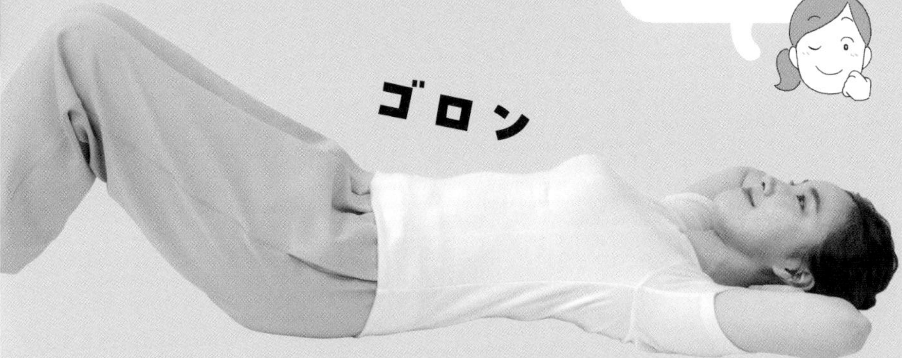
ゴロン

② 両手の指を2秒かけて左右に動かす

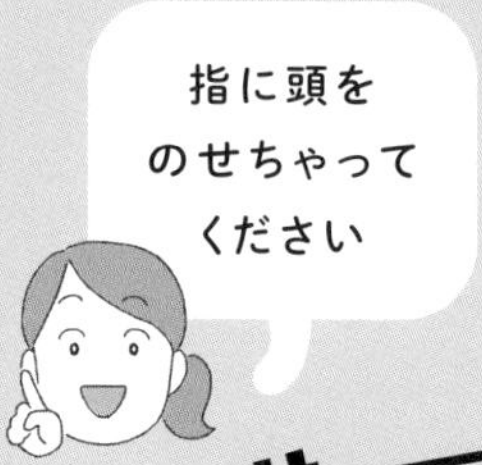
指に頭を
のせちゃって
ください

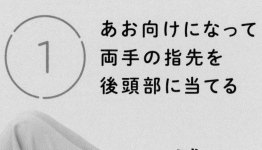

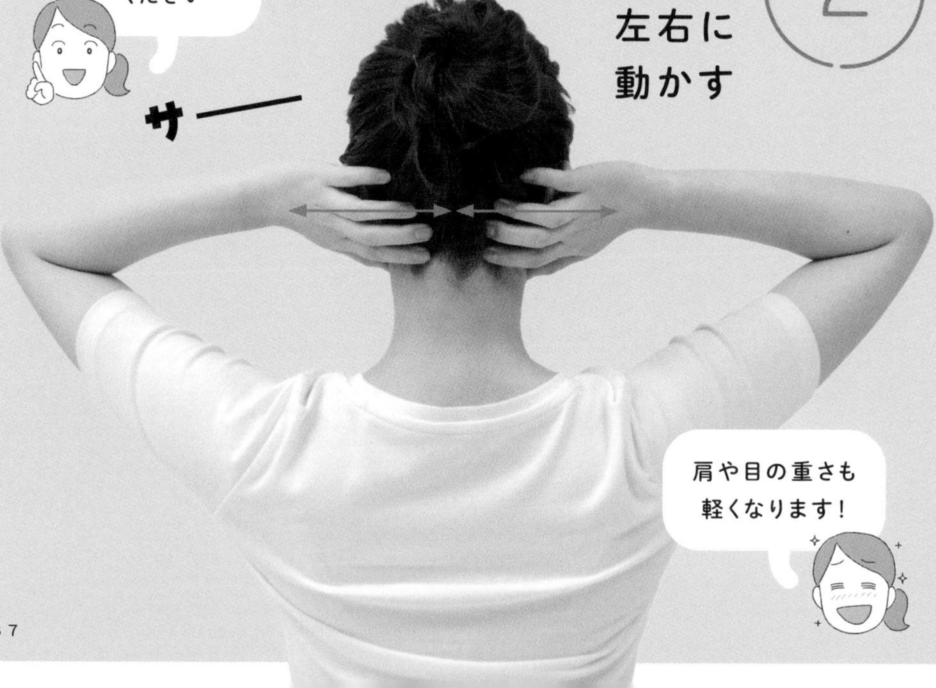
サー
肩や目の重さも
軽くなります！

肩こり

動かさないからそのまま固まってしまう

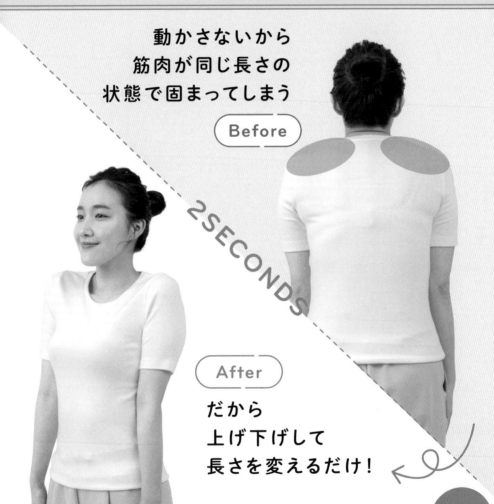

**動かさないから
筋肉が同じ長さの
状態で固まってしまう**

Before

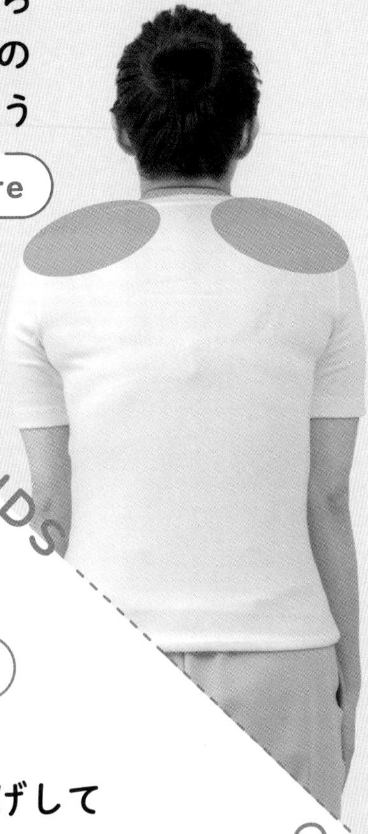

2SECONDS

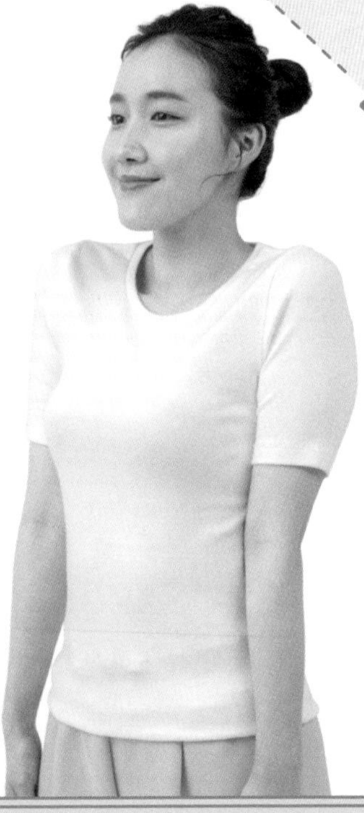

After

**だから
上げ下げして
長さを変えるだけ！**

効く理由は？

日常的に肩を大きく上げる動きもなく、首から肩にかけての筋肉は、同じ形（長さ）のまま固まっています。ポンプ作用が働かず、血液やリンパの流れも低下。たまった老廃物などの影響でコリや痛みを感じるようになります。そのため、肩を伸び縮みさせて形を変えます。

肩こりの2秒ストレッチ

1 両肩を軽く上げる

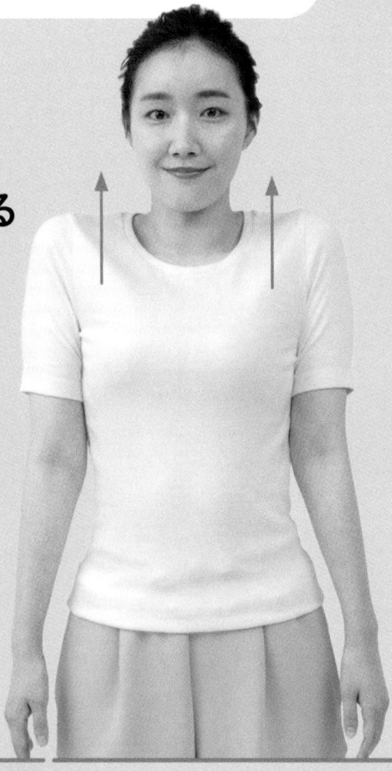

グッ

力んで
思い切り上げる
必要はなし!

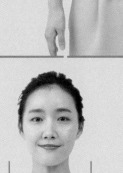

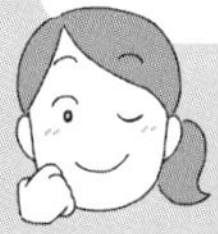

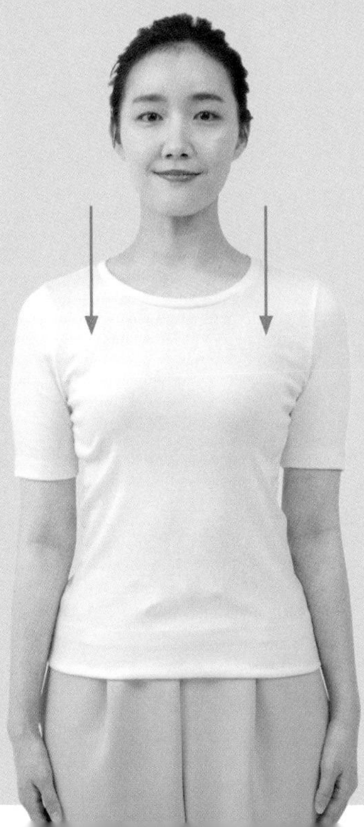

下げるときも
肩の力を
抜くだけ!

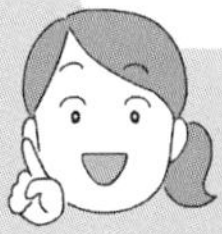

ストン

2 2秒上げたらストンとゆるめる

肩を下げた瞬間に
血がフワッと
流れます

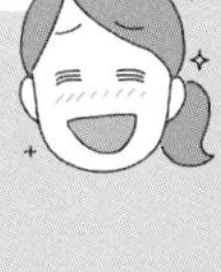

首こり

ボウリング球ほど重い頭を支えているからツラい

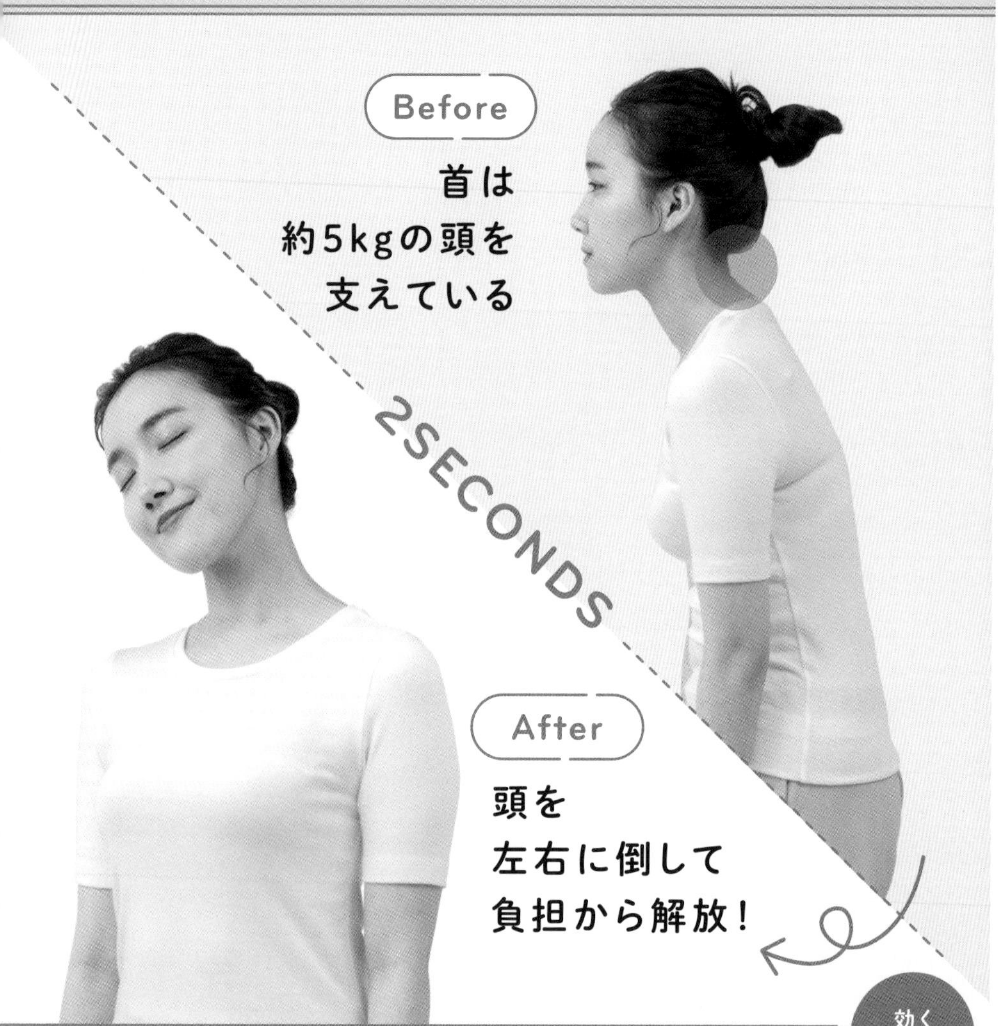

Before

首は
約5kgの頭を
支えている

2SECONDS

After

頭を
左右に倒して
負担から解放！

効く理由は？

後頭部痛と同じく、ボウリング球ほどの重さの頭を支えているために、首の筋肉が緊張します。脳の疲れによっても首が硬くなり、日常的に左右にまわしたりする動きが減少。負担を分散させるために、首を左右に倒しながらゆるめ、本来使うべき筋肉の機能を取り戻します。

首こりの2秒ストレッチ

1

頭を右に2秒間倒す

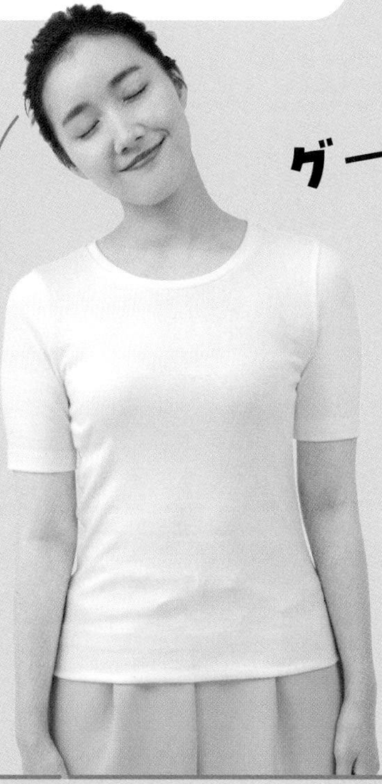

グーーン

頭の重さで
自然に倒れる
くらいで大丈夫!

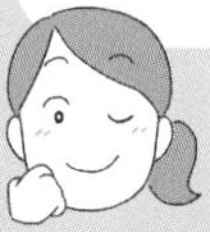

2

軽く元に戻し、反対側に2秒間倒す

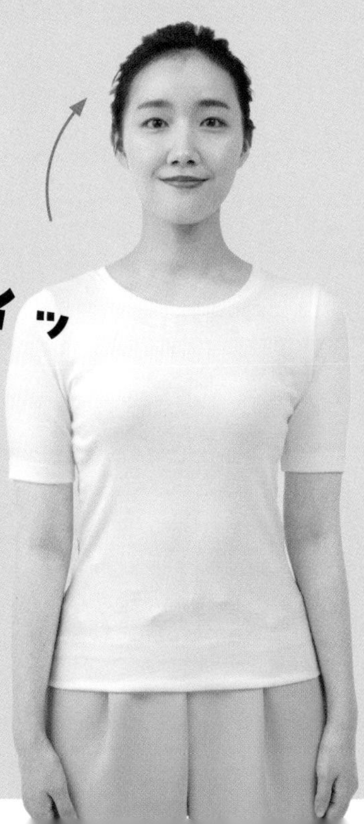

クイッ

首の後ろの
力みが
なくなっていく!?

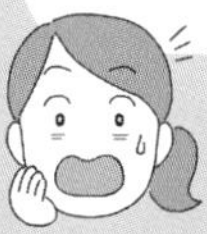

ノドの通りが
よくなって
呼吸もラクに!

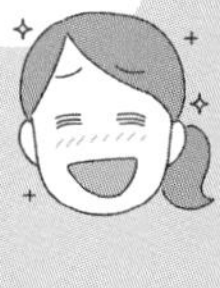

手首痛（腕の疲れにも！）

手の使いすぎによって手首が緊張する！

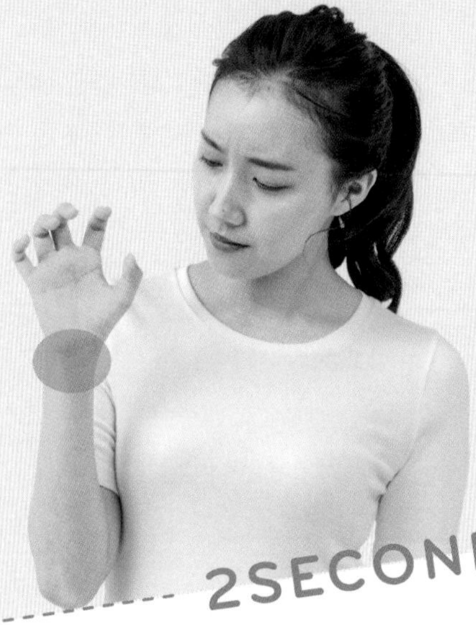

手を使うほど
手首の周辺が
緊張する！

Before

2SECONDS

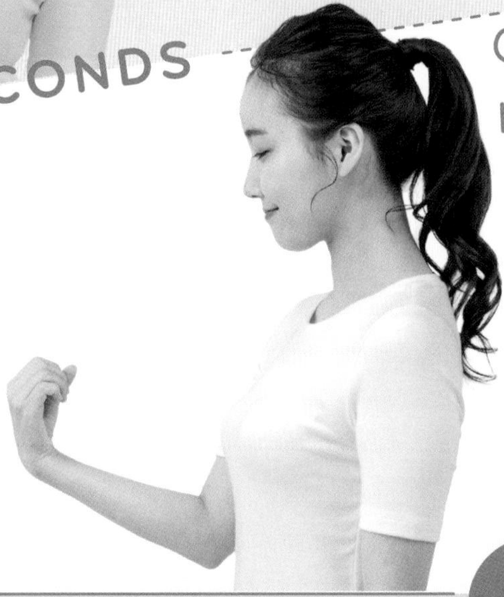

After

手首の
表と裏を
ゆるめる！

効く理由は？

パソコンのキーボードを打ち続けるなど、手を一定の形のまま使い続けると、手先からひじにかけて位置する手首や指を動かす筋肉が縮こまり、手首がツマって感じたり、痛みが出たりします。そのため、手首の表と裏の筋肉を伸び縮みさせ、キュッと縮んだ状態をゆるめます。

手首痛の2秒ストレッチ

1 手首を手前に2秒間巻き込む

キーボードを
打つときの
指のツマリ感が
なくなりますよ

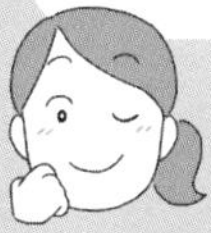

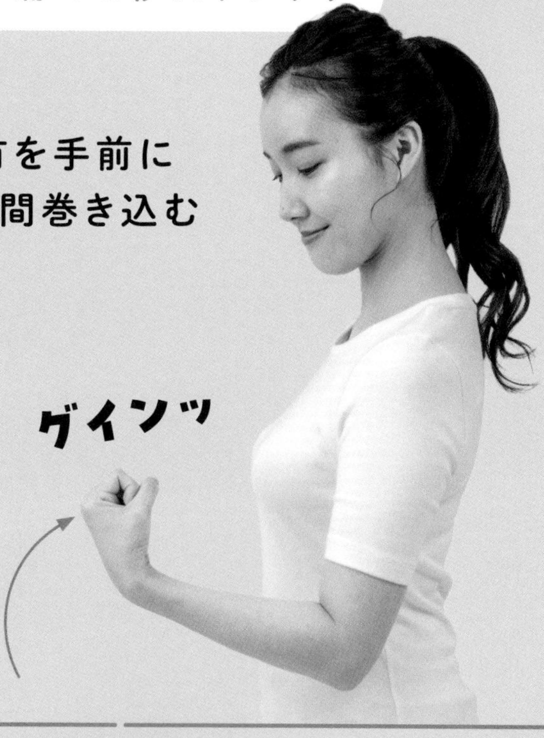

2 手首の力をゆるめて外側に倒す

指先に血が
めぐっていくのが
わかります!

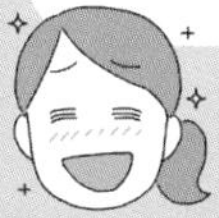

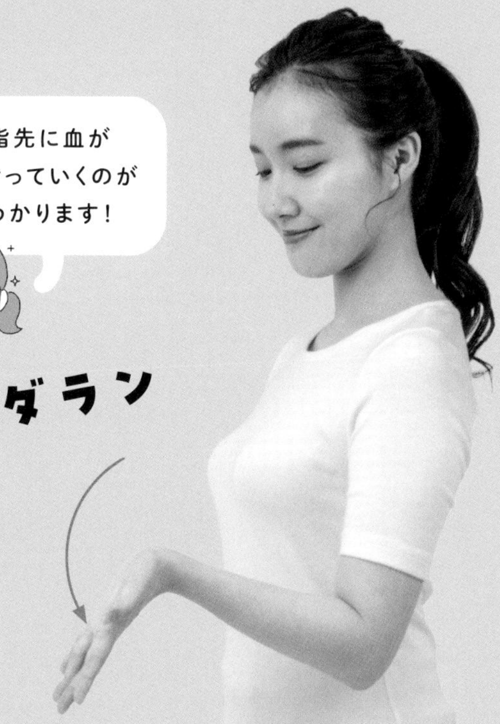

デスクワークの
合間にこまめに
やるといいかも

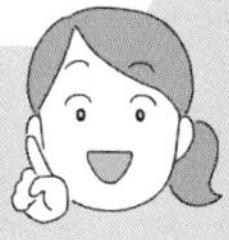

手指のコリや痛み（指の疲れにも！）

パソコン&スマホの使いすぎで痛む人が激増！

Before

指を曲げたまま使い続けて固まる

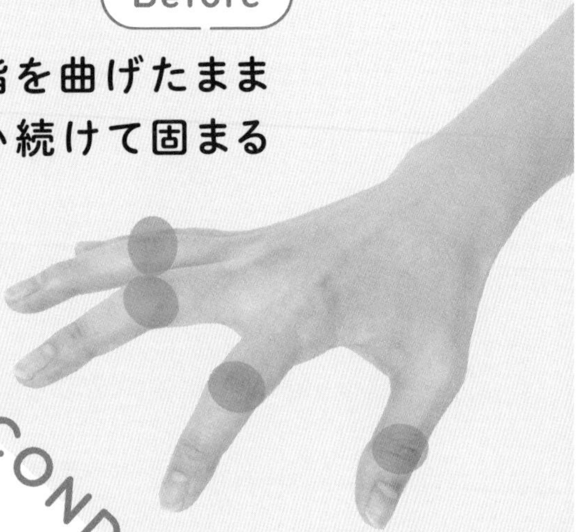

After

だから グーパーで ゆるめれば いい！

2SECONDS

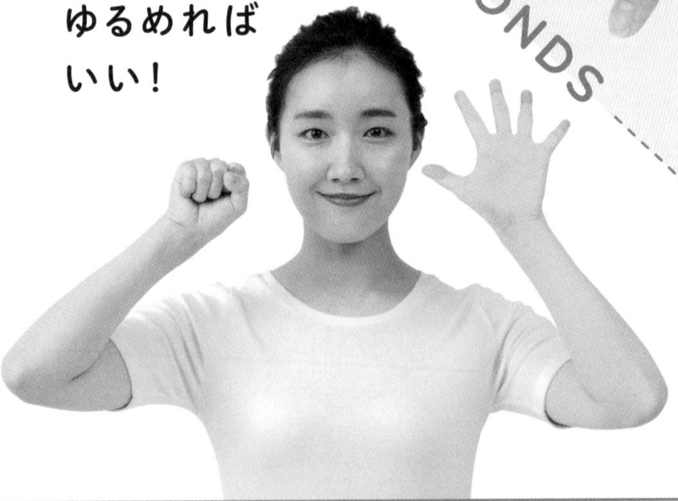

効く理由は？

最近は、パソコンはもちろん、スマートフォンの使いすぎで指を痛める人も増えています。指を曲げた状態で使い続けることがほとんどで、中途半端に曲がった状態で固まっているケースが多く見られます。そのため、指の表裏を伸び縮みさせ、形を変えてゆるめます。

手指の痛みの2秒ストレッチ

1

握り拳を2秒間つくる

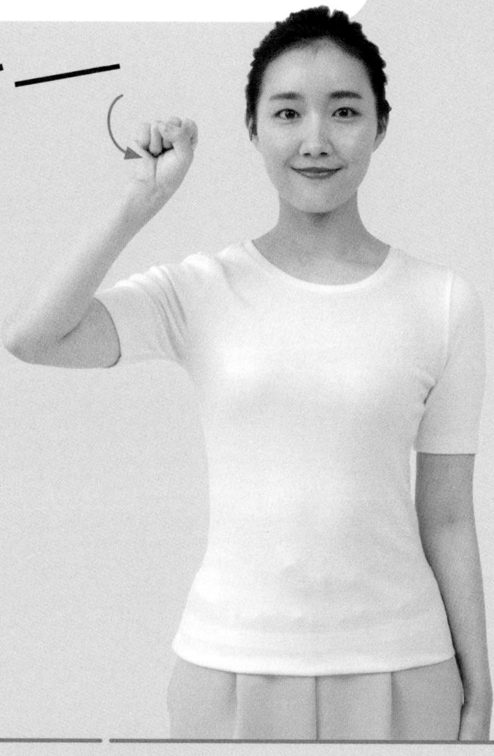

きつく握る
必要はないです

2

指を伸ばしてゆるめる

手の甲を
縮める意識で
伸ばします

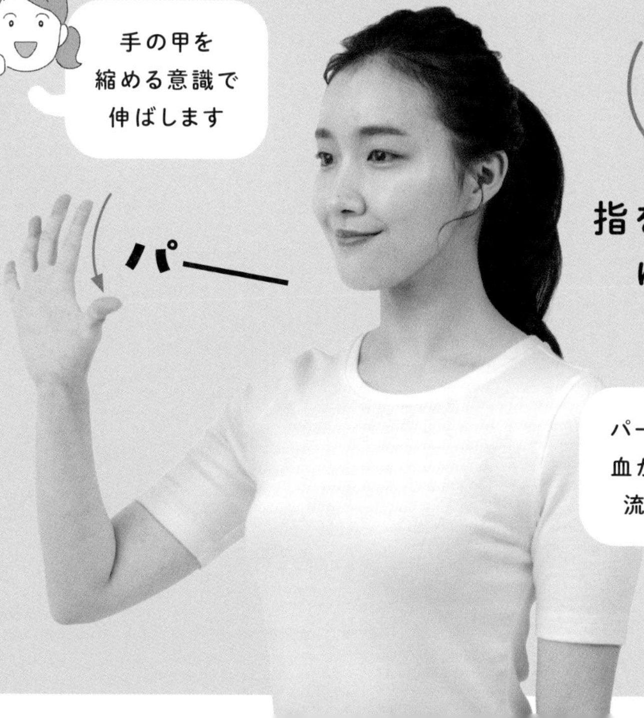

パーのときに
血がフワッと
流れます！

背中の痛み

背骨のまわりのたくさんの筋肉が同じ長さで固まる！

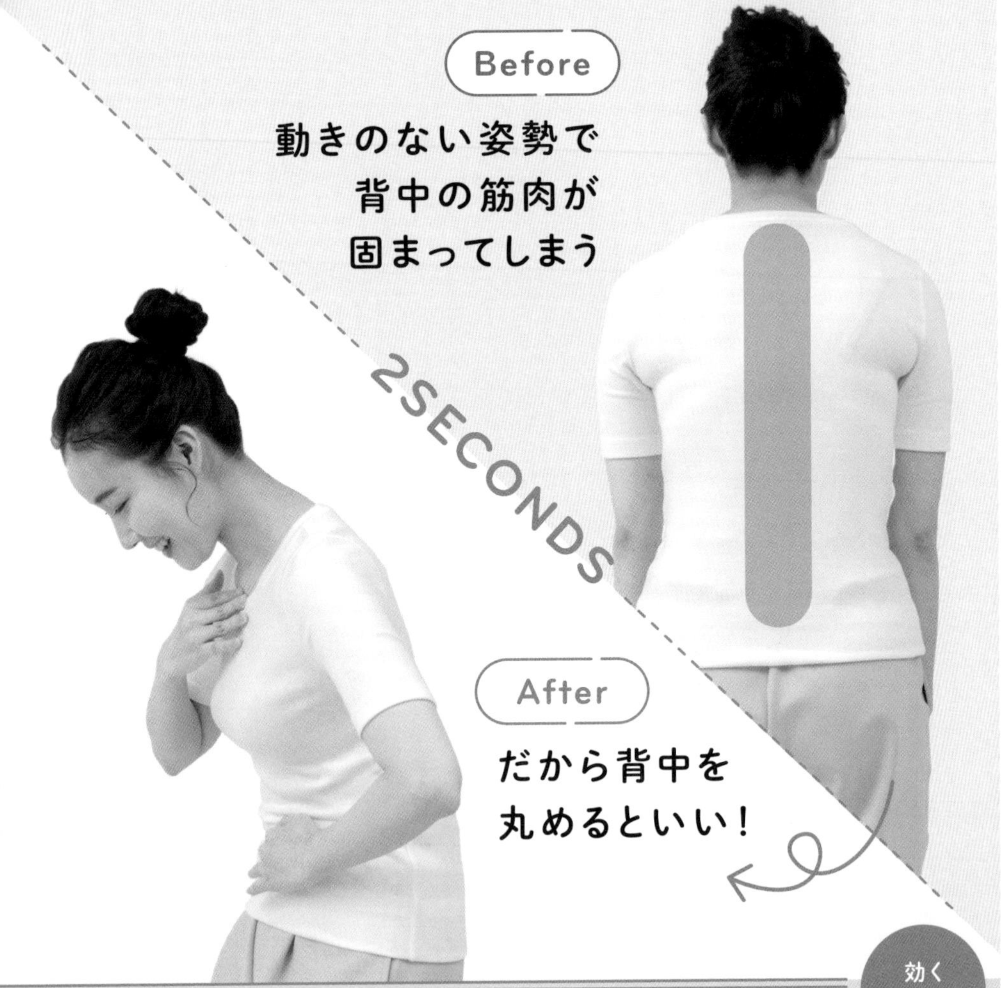

Before

動きのない姿勢で
背中の筋肉が
固まってしまう

2SECONDS

After

だから背中を
丸めるといい！

効く
理由は？

背骨のまわりには、大小さまざまな筋肉があります。デスクワーク中心の動きのない生活を送ることで、これらの筋肉が一定の形に縮こまり、固まって緊張してしまいます。そのため、お腹を縮める意識で背中を丸めることで、形に変化を起こし、背中の緊張をゆるめます。

背中の痛みの2秒ストレッチ

①
鎖骨の
つなぎ目と
下腹部を
さわる

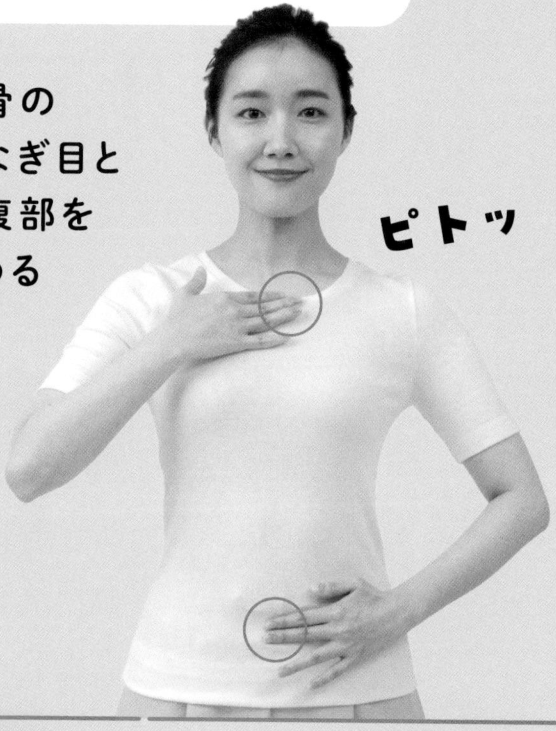

この2点を
結ぶ直線を
イメージ!

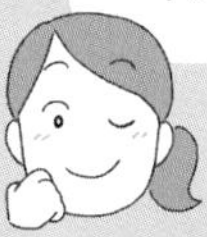

②
さわった2ヵ所を
近づけるように、
背中を2秒間
丸める

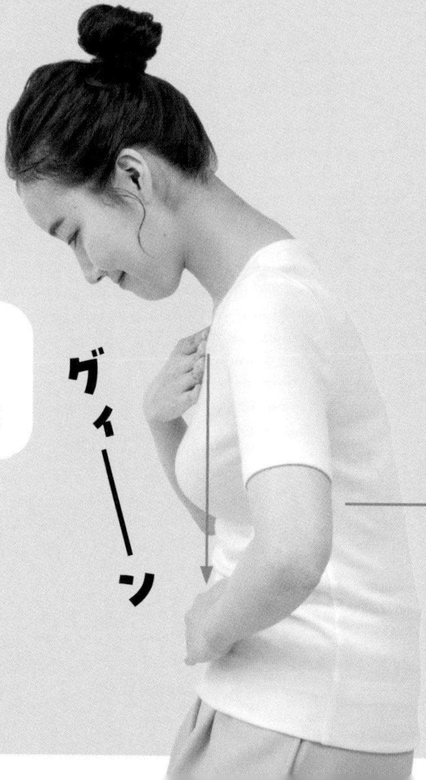

まっすぐ
近づける
イメージで!

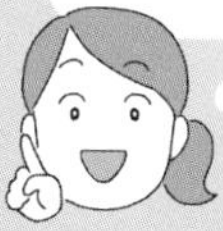

みぞおちを後ろに
引くと背中が
よく伸びます!

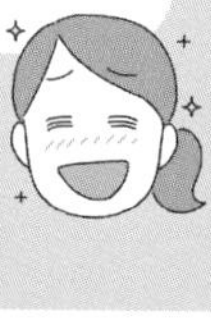

反り腰

運動不足で骨盤の前の筋肉が固まって反り腰に！

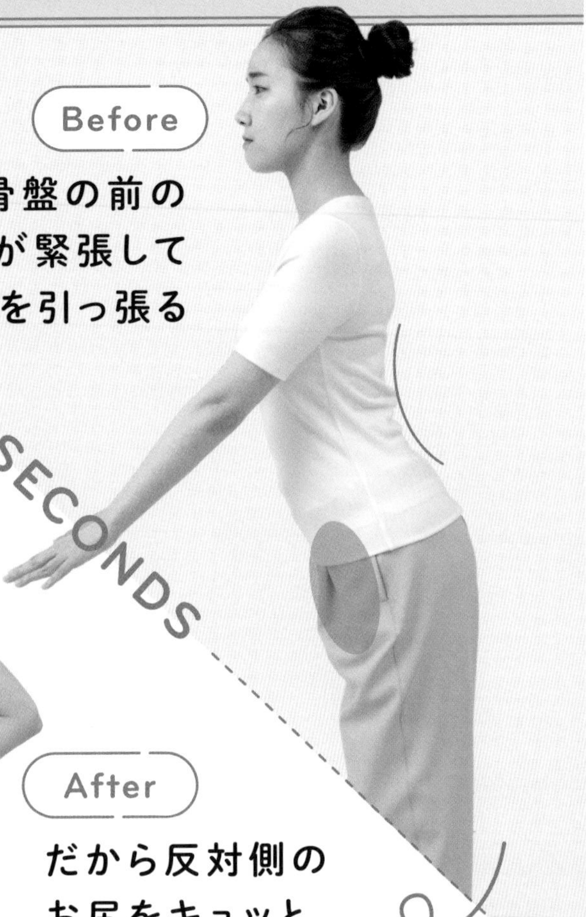

Before

骨盤の前の
筋肉が緊張して
骨盤を引っ張る

2SECONDS

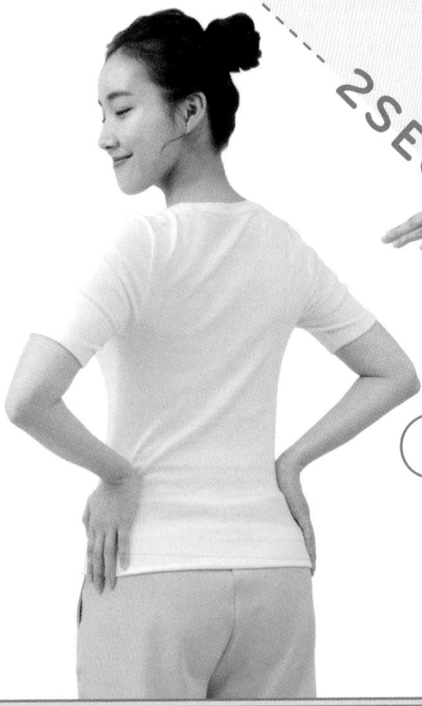

After

だから反対側の
お尻をキュッと
締めればOK！

効く理由は？

股関節の前側（鼠《そ》径《けい》部《ぶ》）にある筋肉（腸《ちょう》腰《よう》筋《きん》）が緊張で縮こまると、骨盤を前に倒すように引っ張る形になり、これが反り腰を招きます。腸腰筋と拮抗関係にあるお尻の筋肉をキュッと締めることで、前後の筋肉のバランスが整い、反り腰の状態が改善されます。

反り腰の2秒ストレッチ

①

**お尻にエクボを
つくるように
2秒間引き締める**

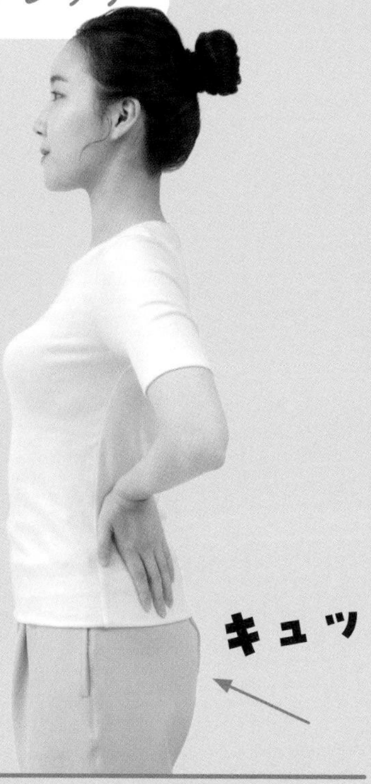

お尻の割れ目で
えんぴつを挟む
イメージで！

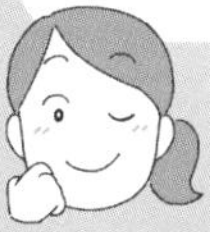

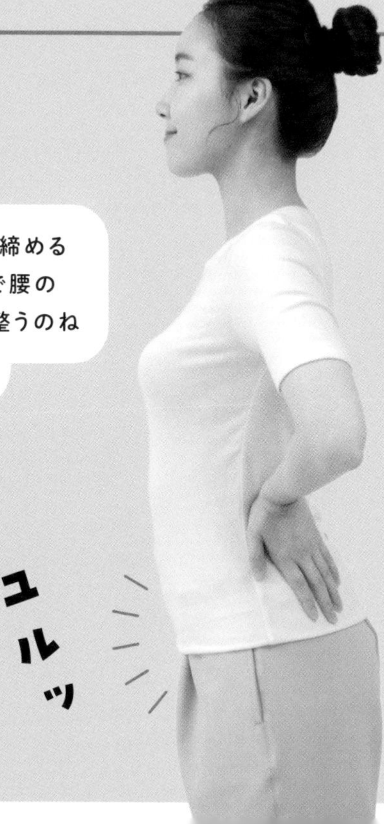

②

**お尻の力を
抜いて
ゆるめる**

お尻を締める
だけで腰の
位置が整うのね

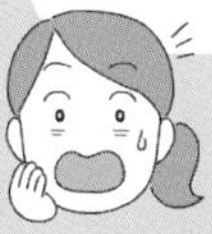

たしかに腰の
ツッパリ感が
とれた気がします

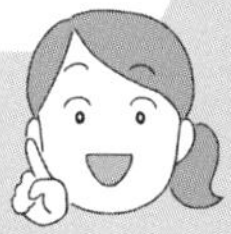

猫背（巻き肩にも!）

前側の胸が閉じたまま固まっているから猫背になる

Before

胸が閉じて
しまうから
猫背になる

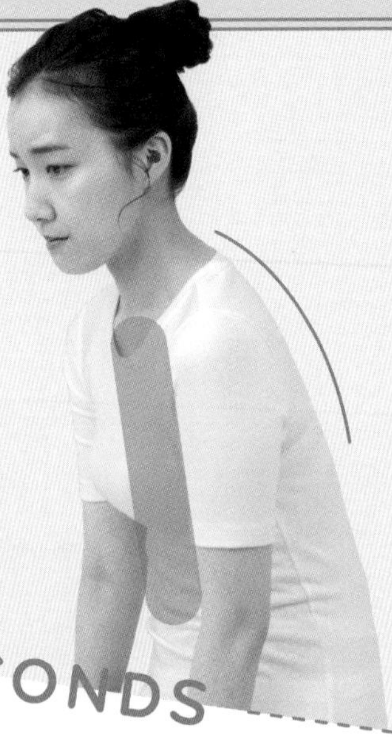

2SECONDS

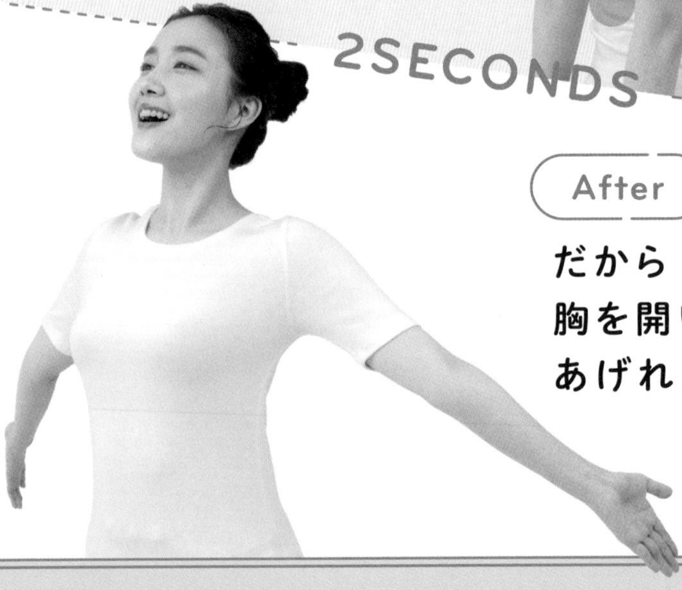

After

だから
胸を開いてゆるめて
あげればいい!

効く理由は?

猫背は、肩が前に巻き込まれ、背中が丸まった姿勢です。この原因となるのが、前側である胸の緊張。胸の筋肉が縮こまり、肩が前に引っ張られて胸が閉じた状態になります。そのため、背中の肩甲骨を内側に寄せる意識で、胸を開いてゆるめると、猫背が改善されます。

猫背の2秒ストレッチ

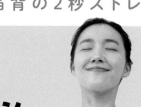

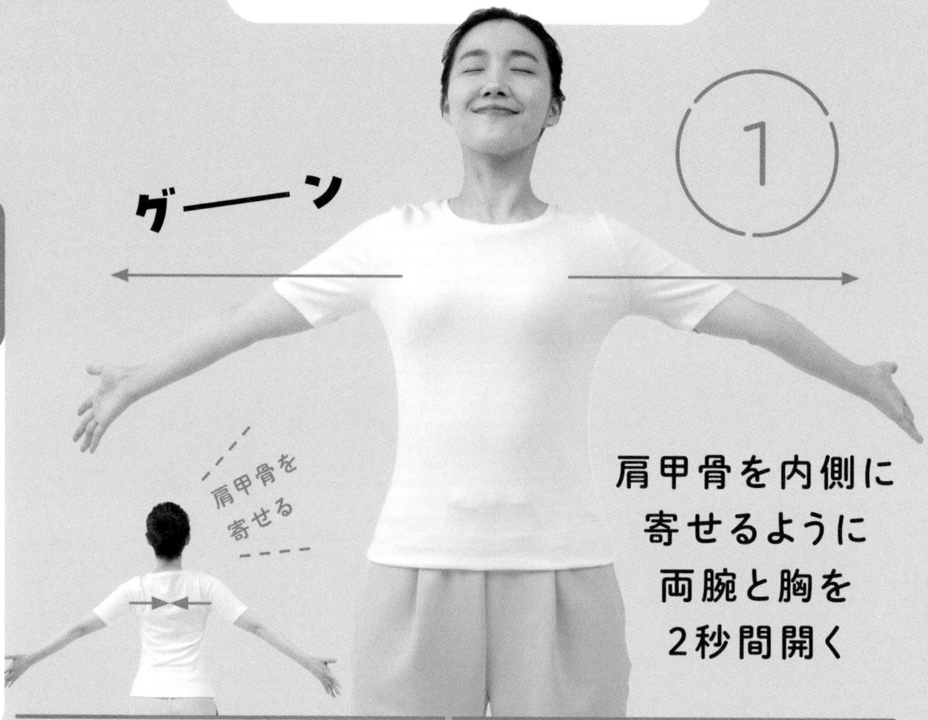
グーーン
肩甲骨を寄せる

①

肩甲骨を内側に
寄せるように
両腕と胸を
2秒間開く

②

力を抜いて
ゆるめる

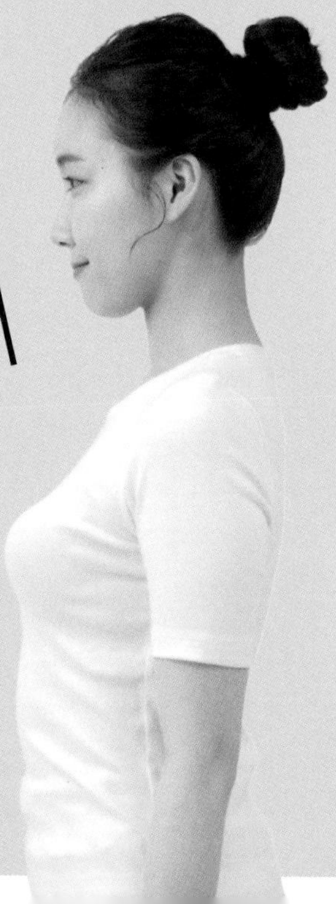

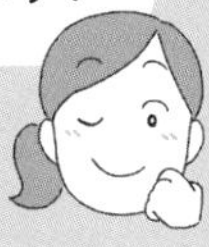
肩甲骨を
寄せると自然に
胸も開きます！

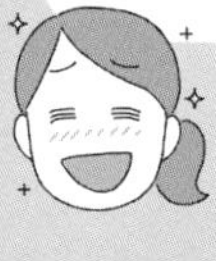
呼吸がめっちゃ
ラクになって
キモチいい～

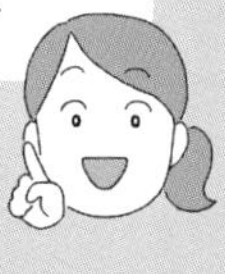
胸がゆるむと
姿勢がまっすぐに
なるのね

腰痛

股関節が硬いと腰の骨の負担が増える

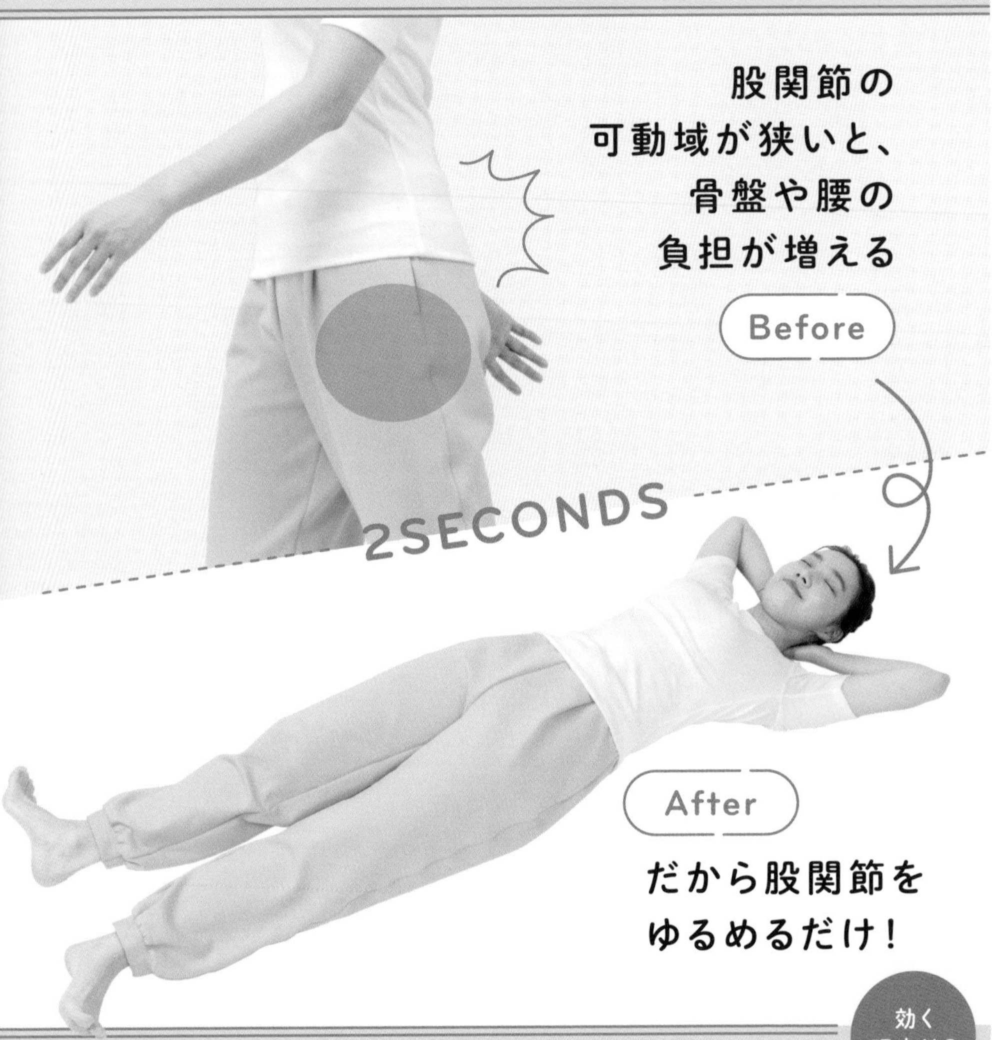

股関節の
可動域が狭いと、
骨盤や腰の
負担が増える

だから股関節を
ゆるめるだけ！

効く
理由は？

腰痛の原因のひとつに、股関節の機能低下があります。股関節が固まり、うまく使えない状態になると、歩行動作などを骨盤の角度や腰骨の動きでカバーすることになり、負担が腰周辺に集中する場合が。そのため、股関節をゆるめ、姿勢や動作バランスを整えます。

腰痛の2秒ストレッチ

1

あお向けで脚を外側にまわす

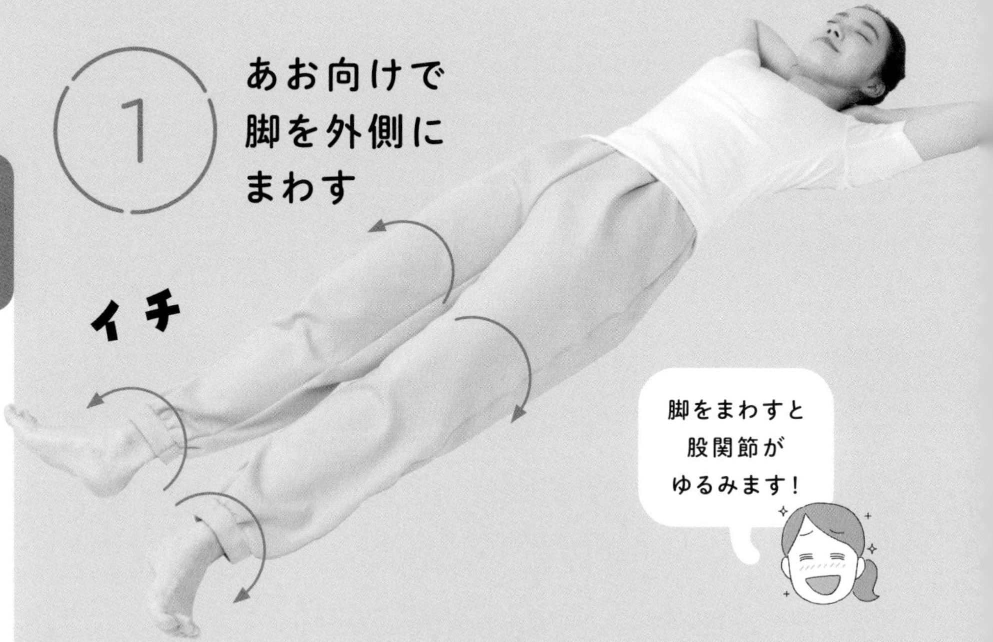
イチ
脚をまわすと
股関節が
ゆるみます！

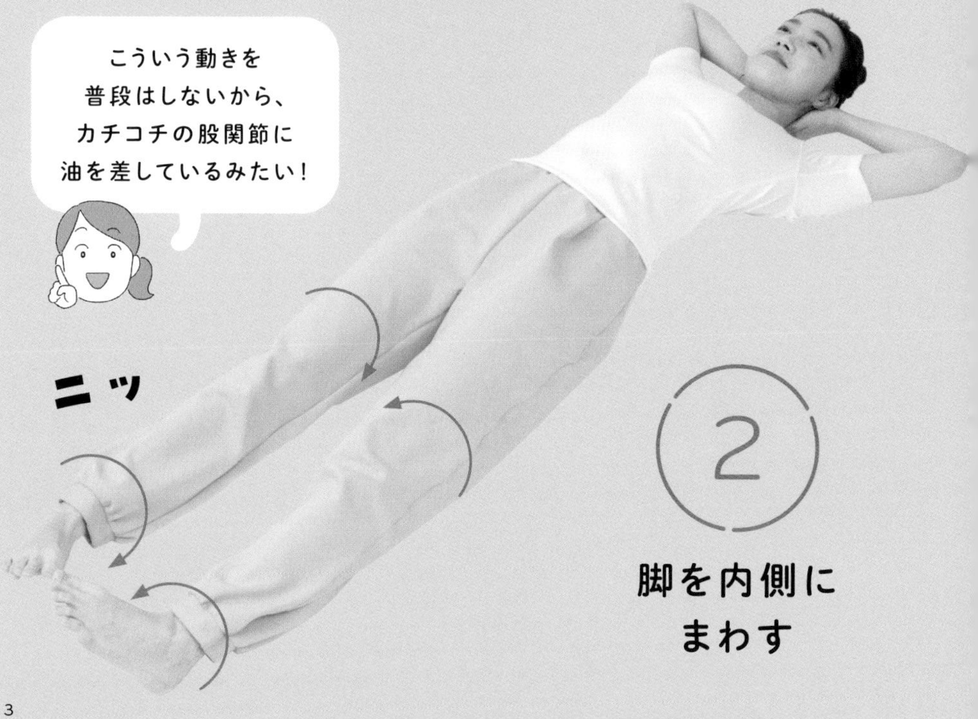
こういう動きを
普段はしないから、
カチコチの股関節に
油を差しているみたい！
ニッ

2

脚を内側にまわす

股関節の痛みや違和感

働く筋肉のバランスが崩れて痛みを感じやすくなる

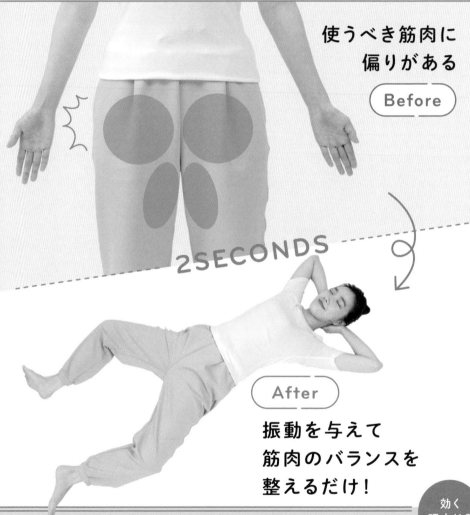

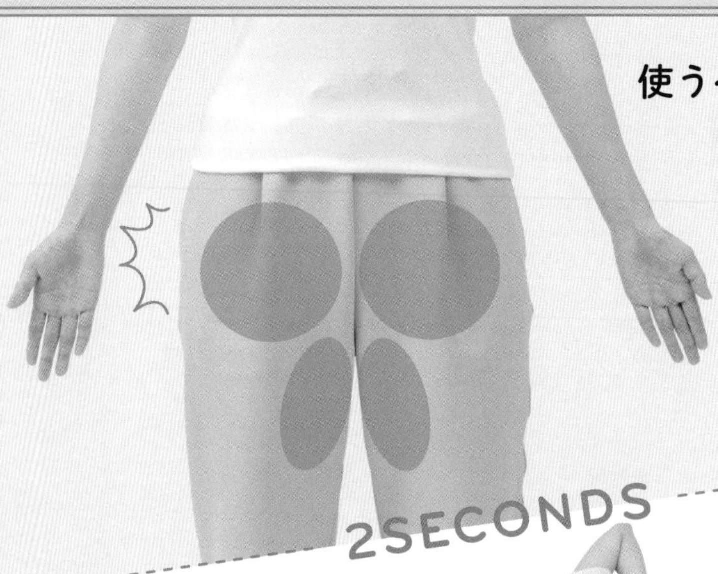

使うべき筋肉に
偏りがある

Before

After

振動を与えて
筋肉のバランスを
整えるだけ！

効く
理由は？

股関節は前後左右に動く、可動範囲が広い関節。しかし、それを動かす筋肉や腱などの組織が一定の形で固まってしまうと、動きに偏りが生じたり、痛みを感じたりすることも。可動範囲を広げるため、動きによる振動刺激を与えてゆるめます。

股関節痛の2秒ストレッチ

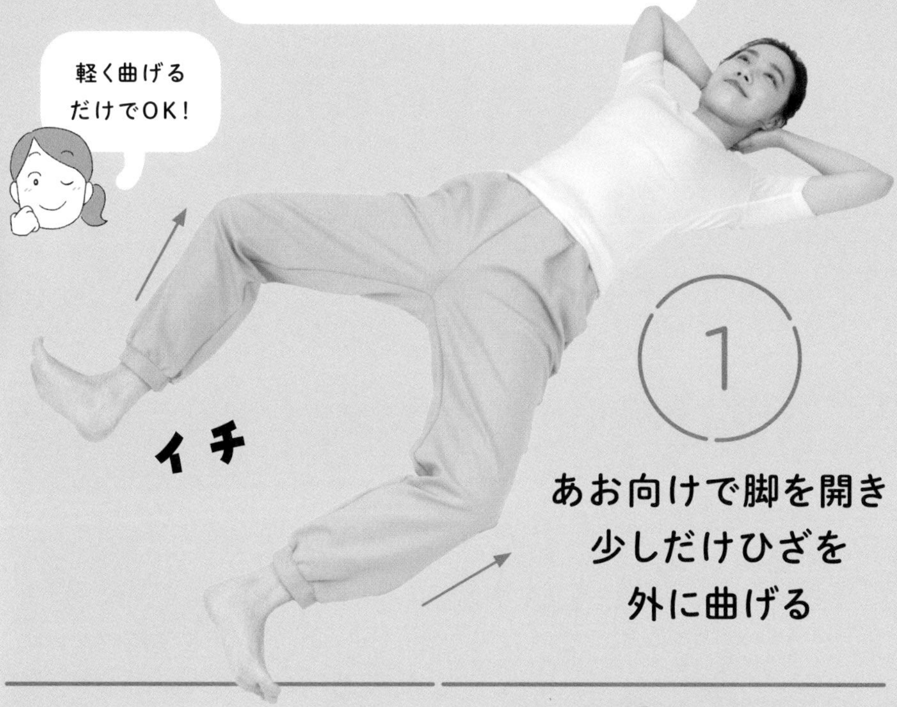
軽く曲げる
だけでOK!
イチ

①

あお向けで脚を開き
少しだけひざを
外に曲げる

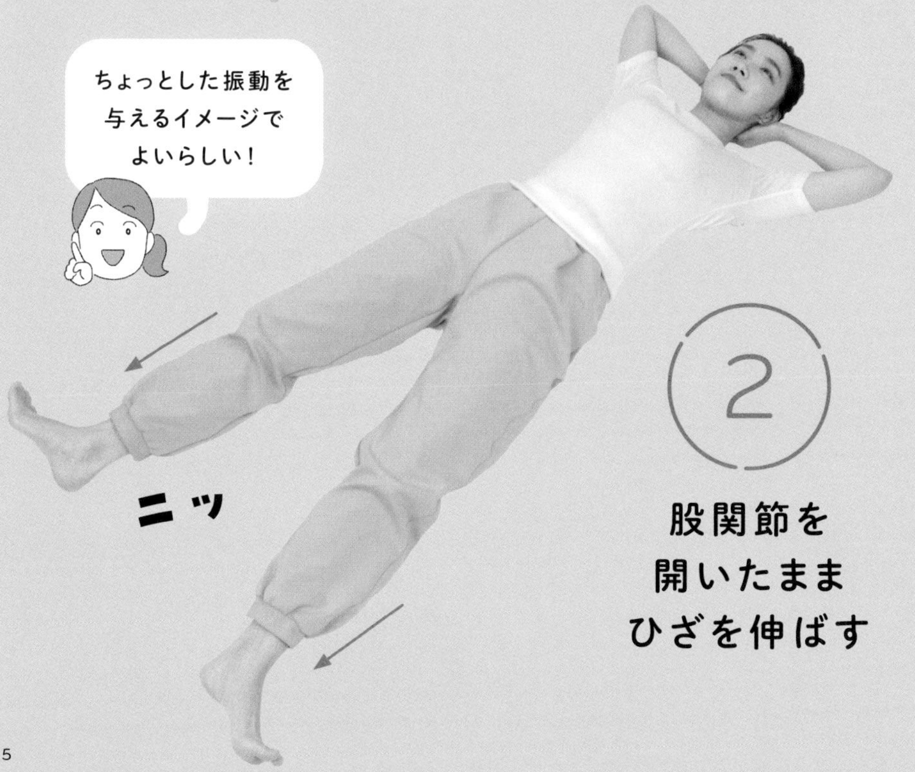
ちょっとした振動を
与えるイメージで
よいらしい!
ニッ

②

股関節を
開いたまま
ひざを伸ばす

ひざ痛

太ももの前側が固まってしまうとひざが痛む

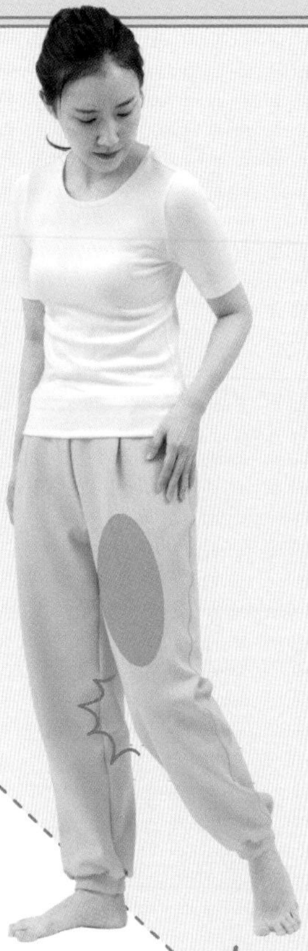

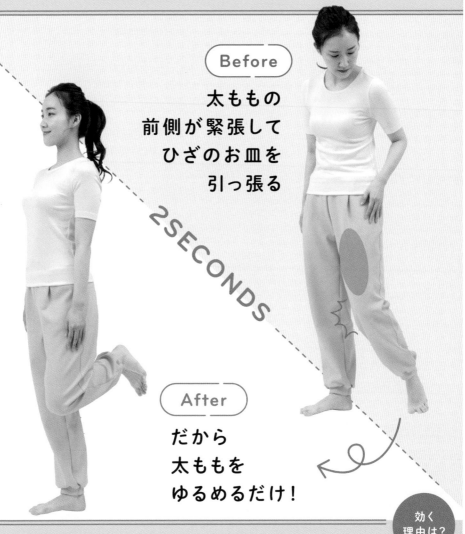

Before

**太ももの
前側が緊張して
ひざのお皿を
引っ張る**

2SECONDS

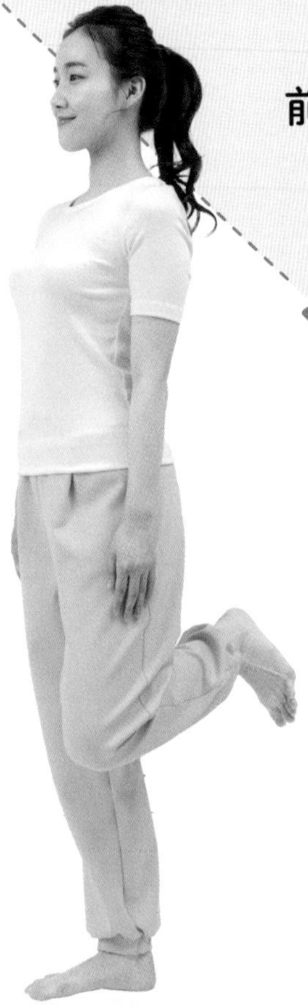

After

**だから
太ももを
ゆるめるだけ！**

効く理由は？

太ももの前面の筋肉が緊張して縮こまると、ひざのお皿が引っ張られて痛みます。この場合、太ももの前だけをゆるめても不十分。全体のバランスを整えてひざへの負担を分散させる必要があります。そのため、太ももの前後両方の筋肉を伸び縮みさせ、全体的にゆるめます。

ひざ痛の2秒ストレッチ

①

かかとをお尻に近づけるようにひざを2秒間曲げる

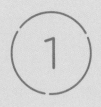

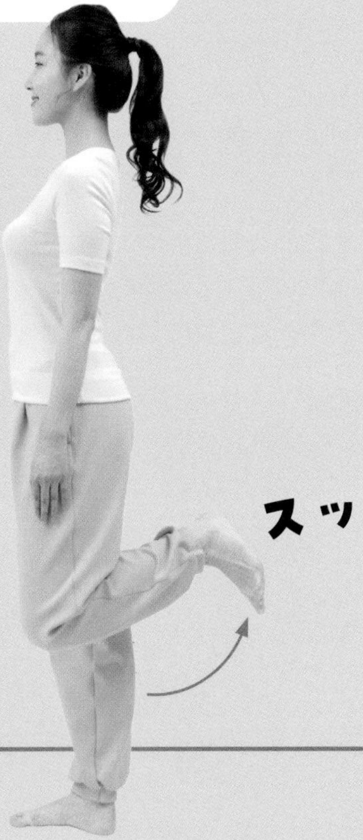

力まずに
曲がる範囲で
大丈夫です

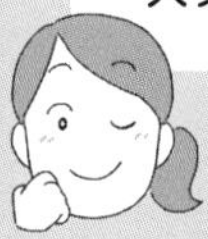

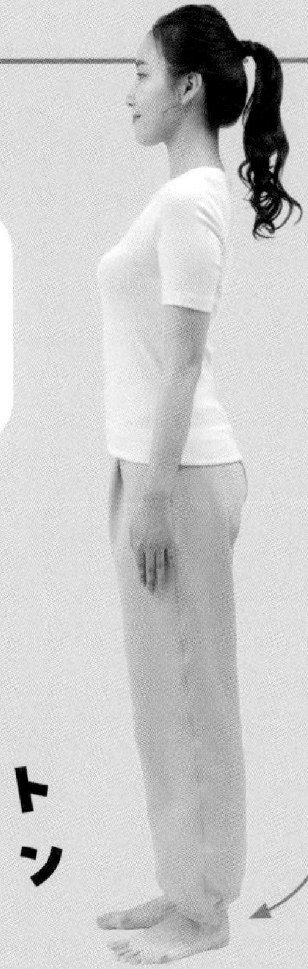

ムリをすると
脚がつりそうに
なるので
気をつけて！

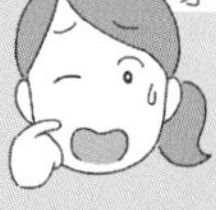

②

力を抜いて元に戻す

何回かくり返すと
ひざのこわばりが
軽くなってきます

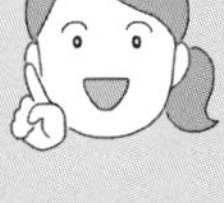

足首痛（足の疲れにも！）

地面を蹴る動作が強すぎて足首がツマってくる

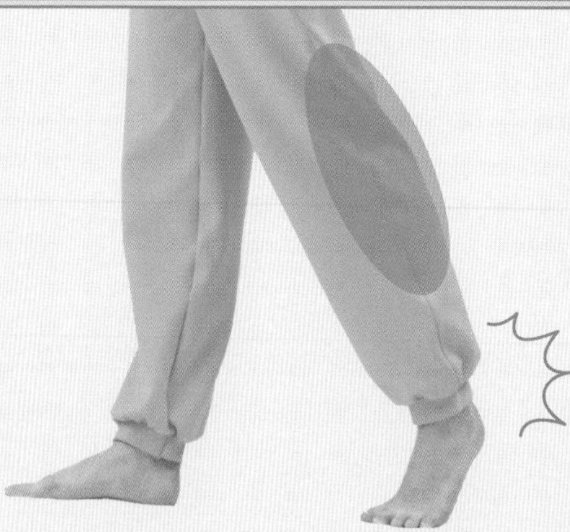

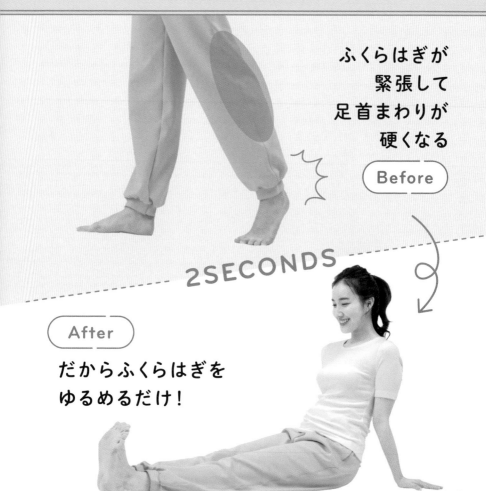

ふくらはぎが緊張して足首まわりが硬くなる

Before

2SECONDS

After

だからふくらはぎをゆるめるだけ！

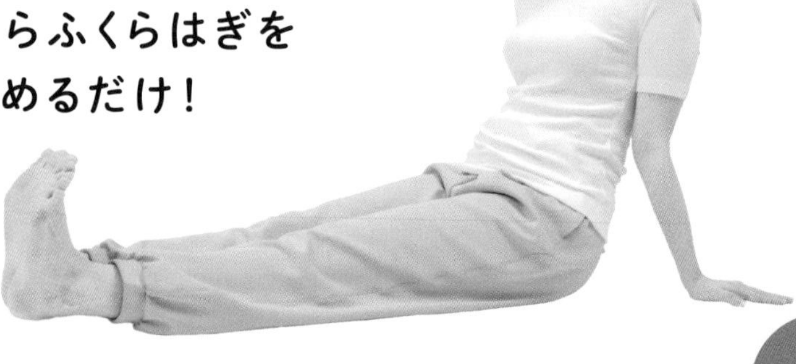

効く理由は？

地面を蹴る動作が強いと、ふくらはぎの筋肉が緊張し、筋肉や腱が引っ張られて足首の周辺にツマり感や痛みを感じることがあります。ふくらはぎが縮んだ状態で固まってしまうケースが多いため、足首を前後に動かして、形を変えながらゆるめていきます。

足首痛の2秒ストレッチ

1 長座になって足首を手前に2秒間反らす

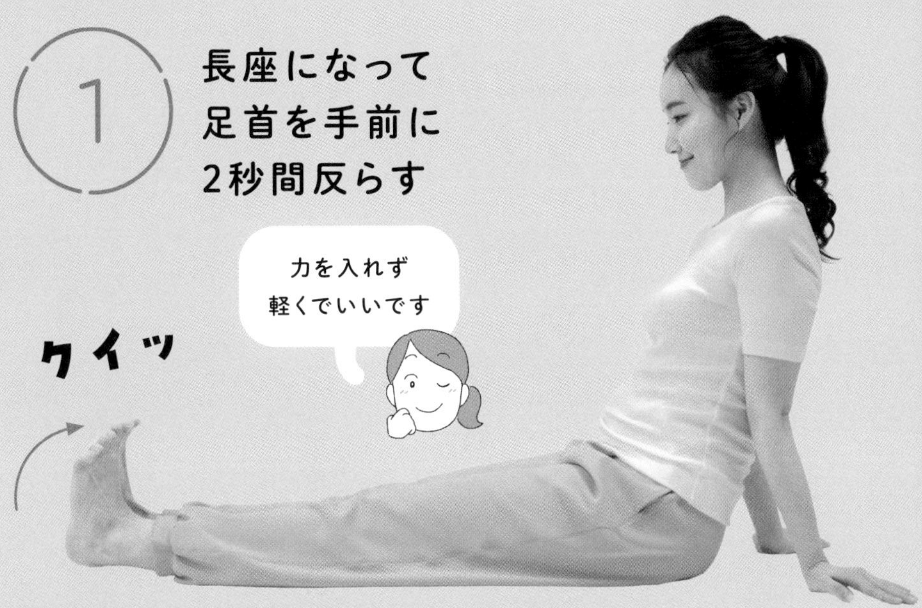
力を入れず
軽くでいいです
クイッ

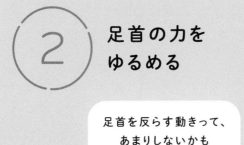

2 足首の力をゆるめる

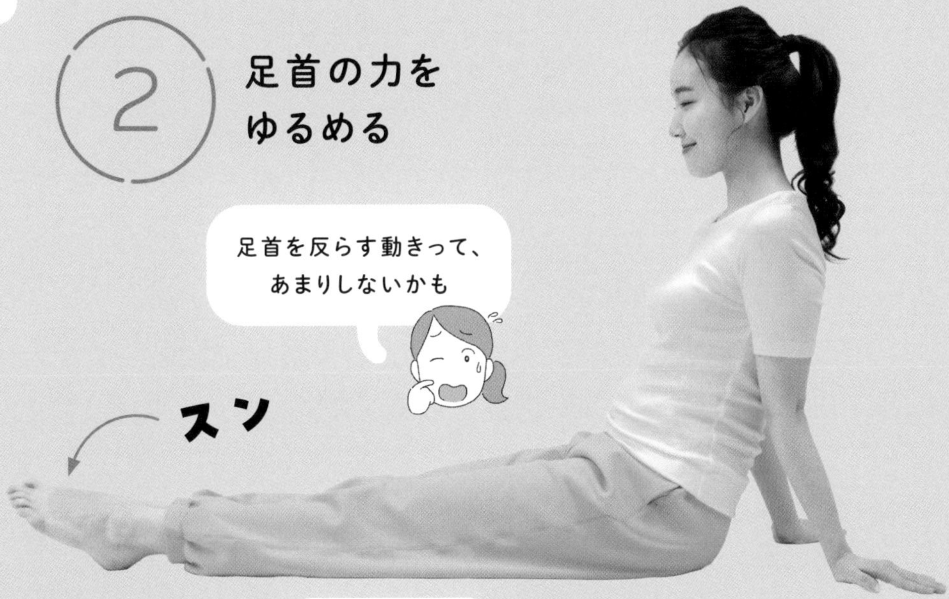
足首を反らす動きって、
あまりしないかも
スン

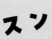

足の指の血行も
よくなるみたい！

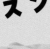

足裏痛（足の疲れにも！）

足の指を動かすことが少ないために足裏が固まる

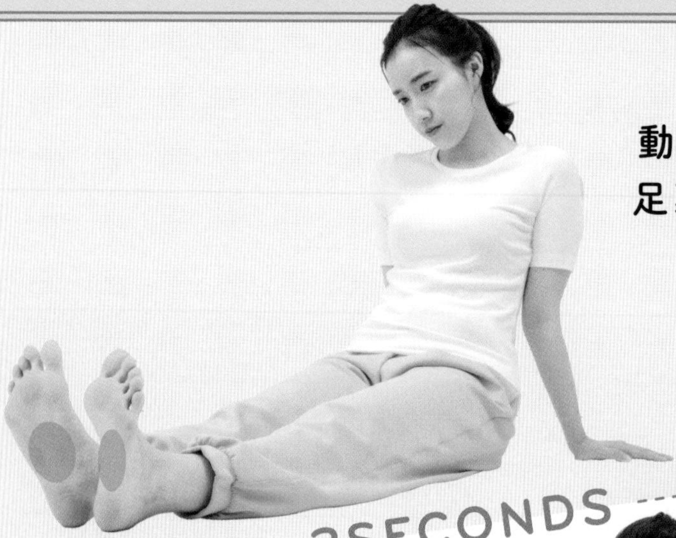

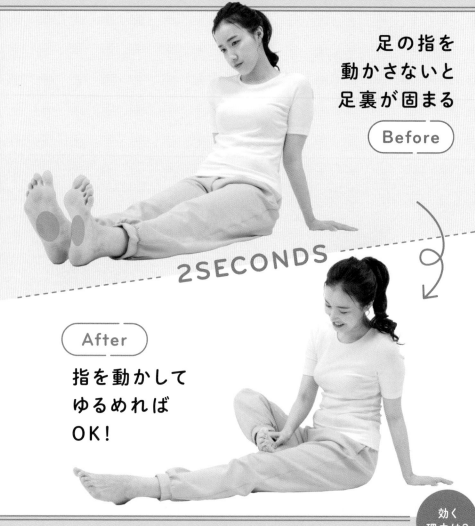

足の指を
動かさないと
足裏が固まる

Before

2SECONDS

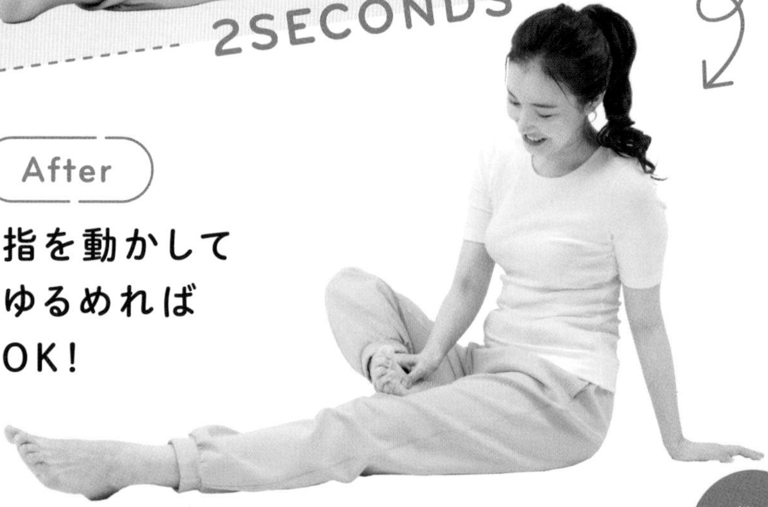

After

指を動かして
ゆるめれば
OK！

効く理由は？

現代人の足は、日常的にソックスやシューズで守られているため、足の指を動かす機会がほとんどありません。そのせいで、足裏の筋肉は同じ形のまま固まってしまいます。足裏痛を軽減するには、足の指を曲げ伸ばしする動きで、形を変えてゆるめる必要があります。

足裏痛の2秒ストレッチ

1

手の親指で
土踏まずを
押しながら
足の指を
2秒間曲げる

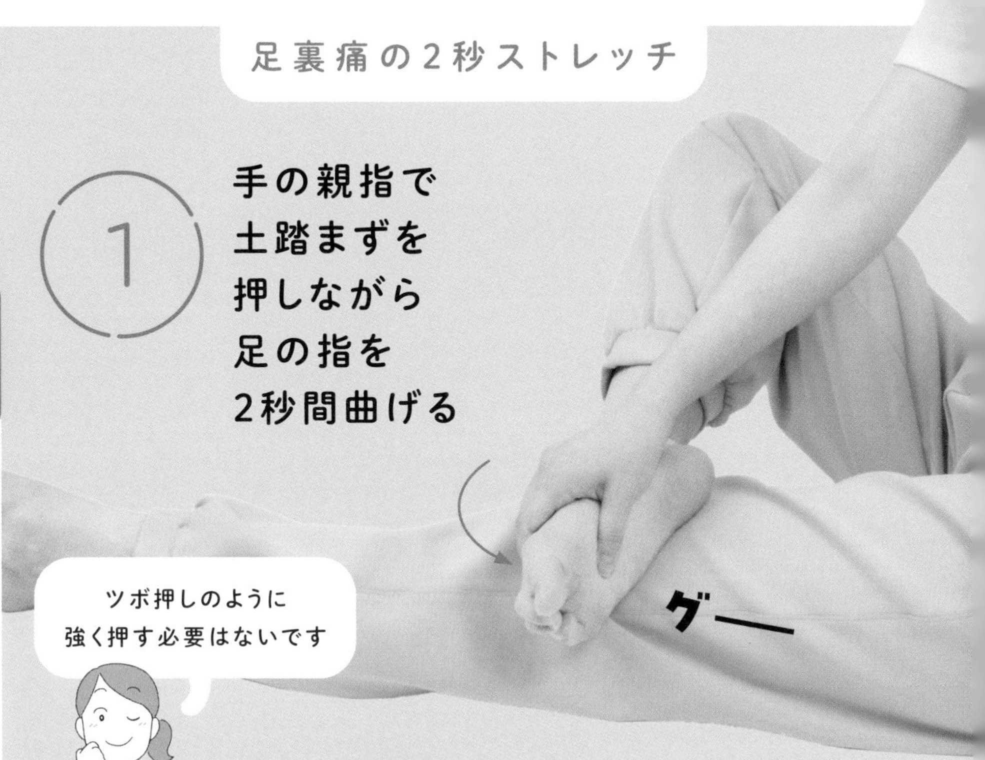

ツボ押しのように
強く押す必要はないです

2

土踏まずを
押したまま
足の指を
2秒間反らす

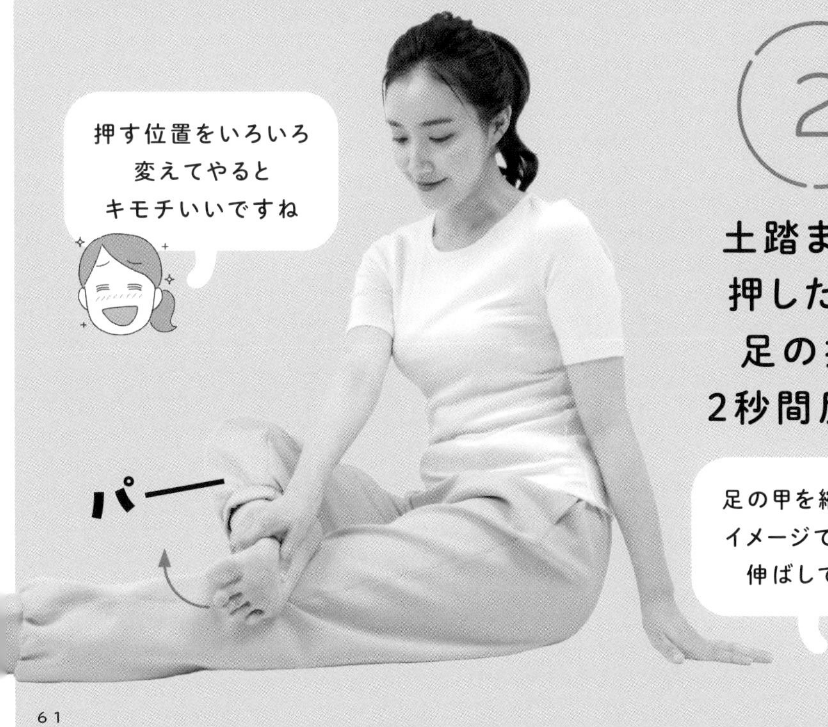

押す位置をいろいろ
変えてやると
キモチいいですね

足の甲を縮める
イメージで指を
伸ばしてね

こんな朝早くから元気なわけがないじゃない！

症状別2秒ストレッチ 疲れ・だるさ編

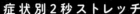

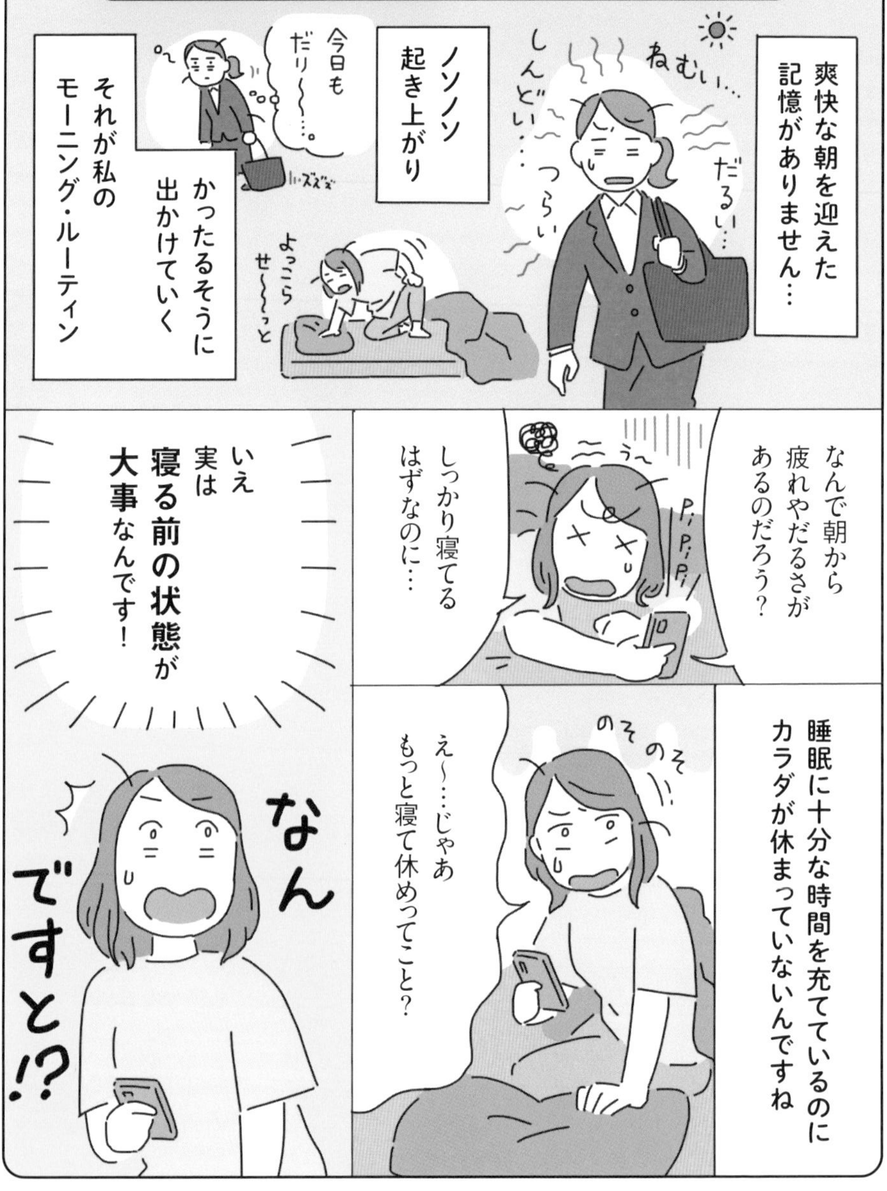
爽快な朝を迎えた記憶がありません…
ねむい…
だるい…
しんどい…
つらい
ノソノソ起き上がり
よっこらせ〜〜っと
今日もだり〜〜…。
かったるそうに出かけていく
それが私のモーニング・ルーティン
なんで朝から疲れやだるさがあるのだろう？
うぅ〜
PiPiPi
しっかり寝てるはずなのに…
睡眠に十分な時間を充てているのにカラダが休まっていないんですね
のそのそ
え〜…じゃあもっと寝て休めってこと？
いえ実は寝る前の状態が大事なんです！
なんですと!?

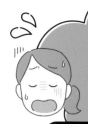

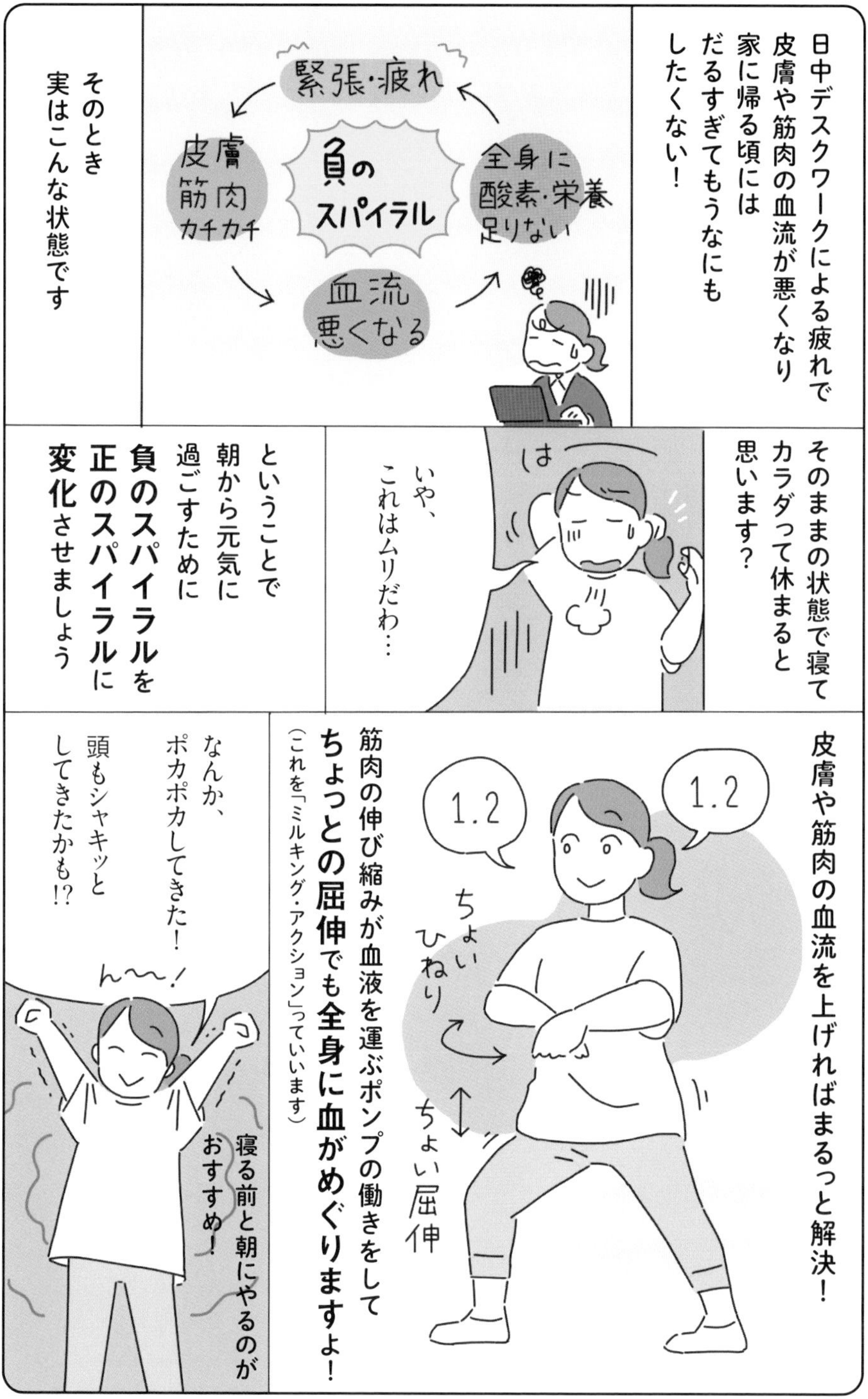
日中デスクワークによる疲れで皮膚や筋肉の血流が悪くなり家に帰る頃にはだるすぎてもうなにもしたくない!
緊張・疲れ
皮膚筋肉カチカチ
血流悪くなる
全身に酸素・栄養足りない
負のスパイラル
そのとき実はこんな状態です
そのままの状態で寝てカラダって休まると思います?
は
いや、これはムリだわ…
ということで朝から元気に過ごすために**負のスパイラル**を**正のスパイラル**に**変化**させましょう
皮膚や筋肉の血流を上げればまるっと解決!
1.2
1.2
筋肉の伸び縮みが血液を運ぶポンプの働きをして**ちょっとの屈伸**でも**全身に血がめぐりますよ!**
(これを「ミルキング・アクション」っていいます)
ちょいひねり
ちょい屈伸
なんか、ポカポカしてきた!
頭もシャキッとしてきたかも!?
ん〜!
寝る前と朝にやるのがおすすめ!

カラダが温まらない

カラダ全体の血液のめぐりが悪い!

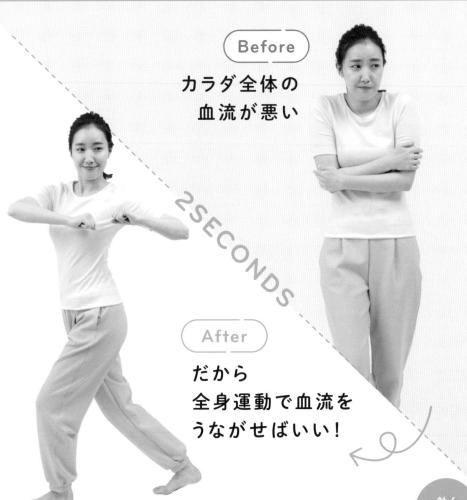

Before

カラダ全体の
血流が悪い

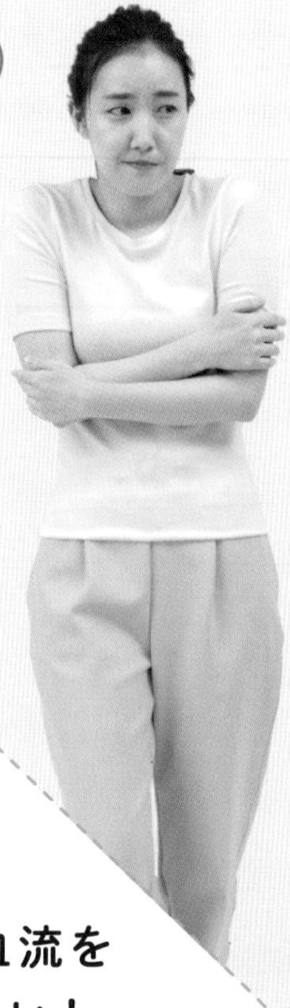

2SECONDS

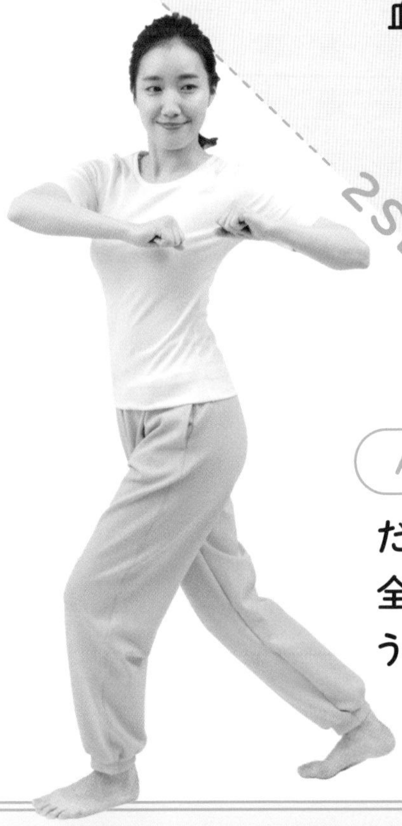

After

だから
全身運動で血流を
うながせばいい!

効く
理由は?

カラダが温まらない状況は、朝の通勤時によく見られます。カラダが活動モードに切り替わっておらず、全身の血流が活性化していないために、体温が上がっていきません。血流を上げるなら、全身運動が効果的。上半身をひねりながら、下半身を前後に動かします。

カラダを温める2秒ストレッチ

1

**直立姿勢から
左脚を前に
出しながら
軽くひざを曲げ、
上半身を2秒間
左にひねる**

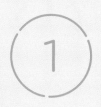

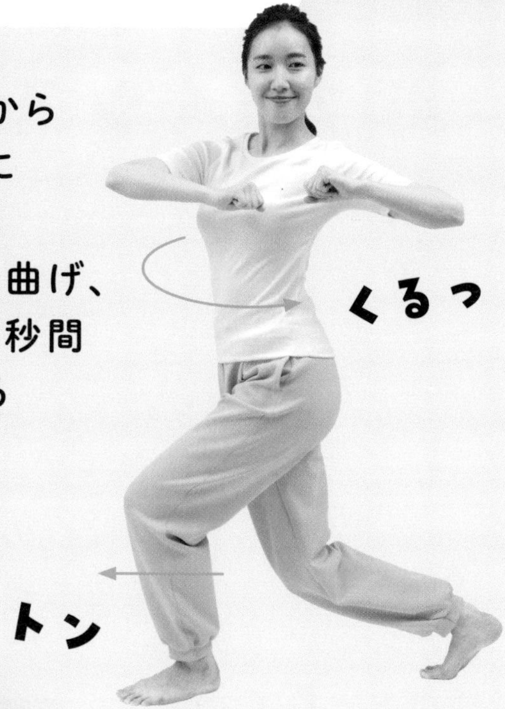
くるっ
トン

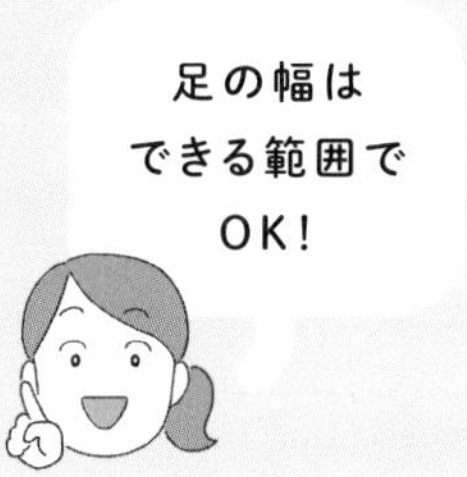
足の幅は
できる範囲で
OK!

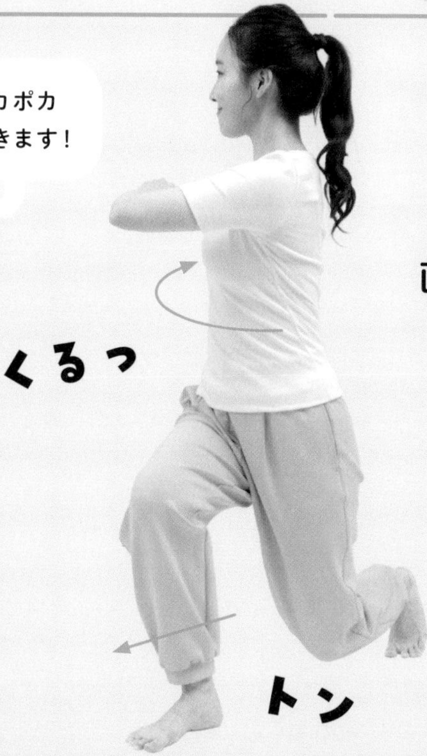
くるっ
トン

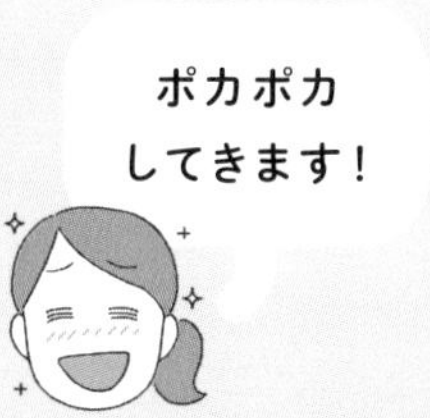
ポカポカ
してきます!

2

**直立姿勢に戻したら、
左右を替え、
反対側に
2秒間ひねる**

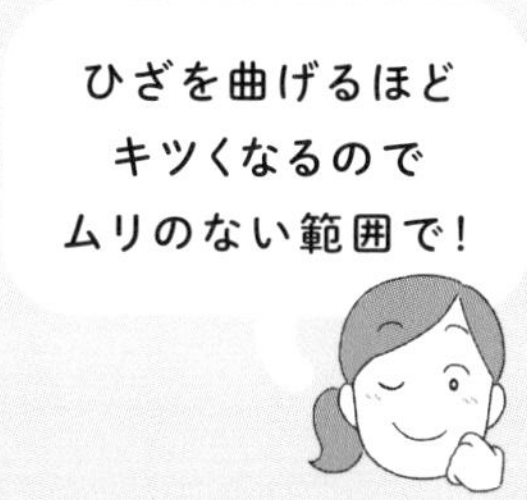
ひざを曲げるほど
キツくなるので
ムリのない範囲で!

頭がスッキリしない

脳内の血のめぐりがよくないと、頭がまわらない。頭皮も固まる！

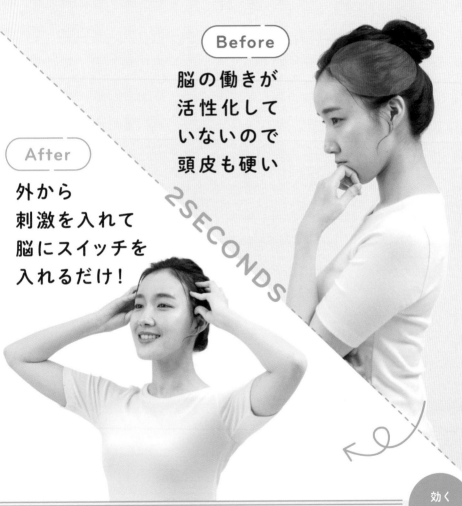

Before

脳の働きが
活性化して
いないので
頭皮も硬い

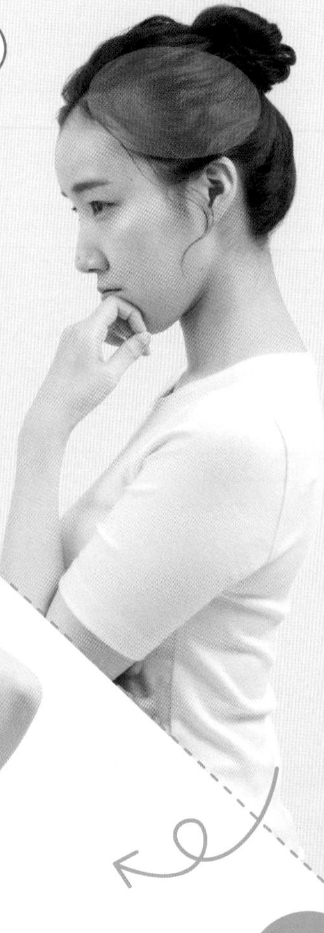

After

外から
刺激を入れて
脳にスイッチを
入れるだけ！

2SECONDS

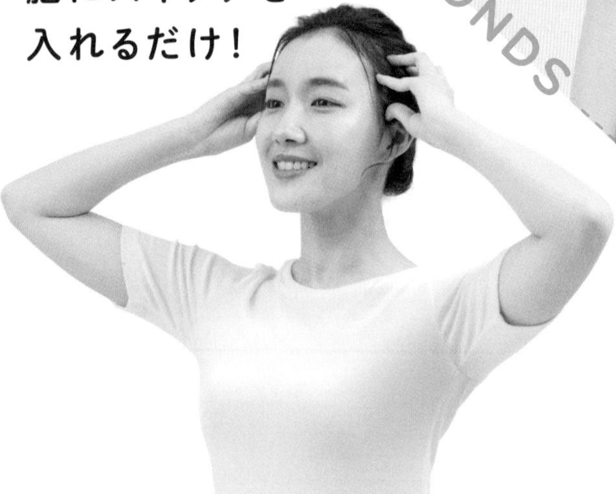

効く理由は？

頭がスッキリしないのは、脳の血流が不十分で、機能が活性化していないため。その場合、頭皮が固まっていることも多く見られます。こういうときは、外から頭に手で刺激を入れ、脳にスイッチを入れます。頭皮の緊張がゆるむことで、脳が目覚めます。

頭がスッキリする2秒ストレッチ

1

両手の指先で頭皮を押さえ、後ろに動かす

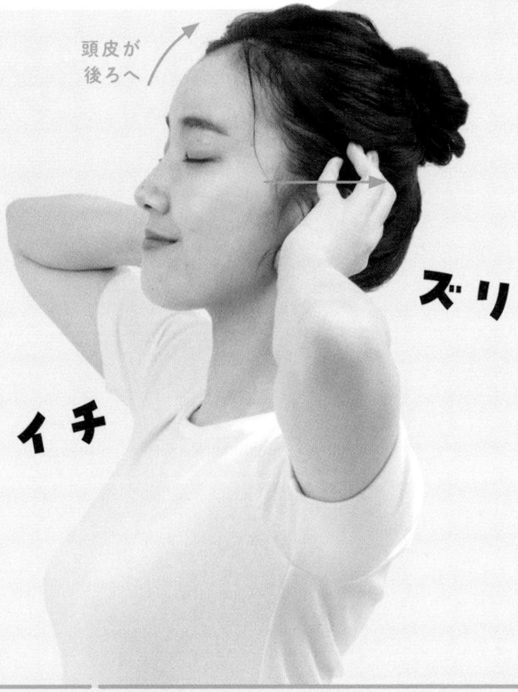

最初は頭皮がカチコチで動かないかも?

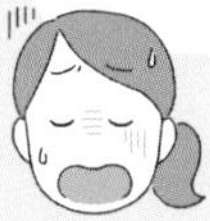

2

続けて前に動かす

押さえる位置をずらして全体をほぐすのも◎!

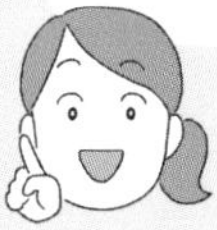

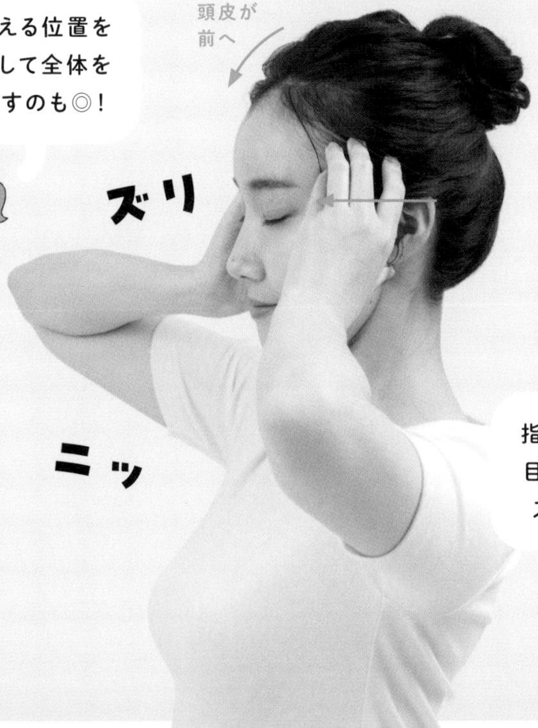

指を外した瞬間に目が覚めたようにスッキリします!

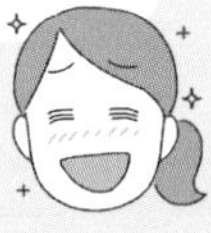

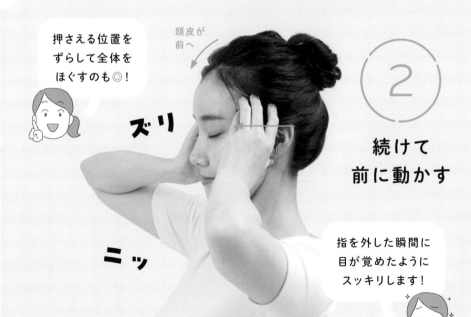

きびきび歩けない

カラダ全体が機能的に目覚めていない

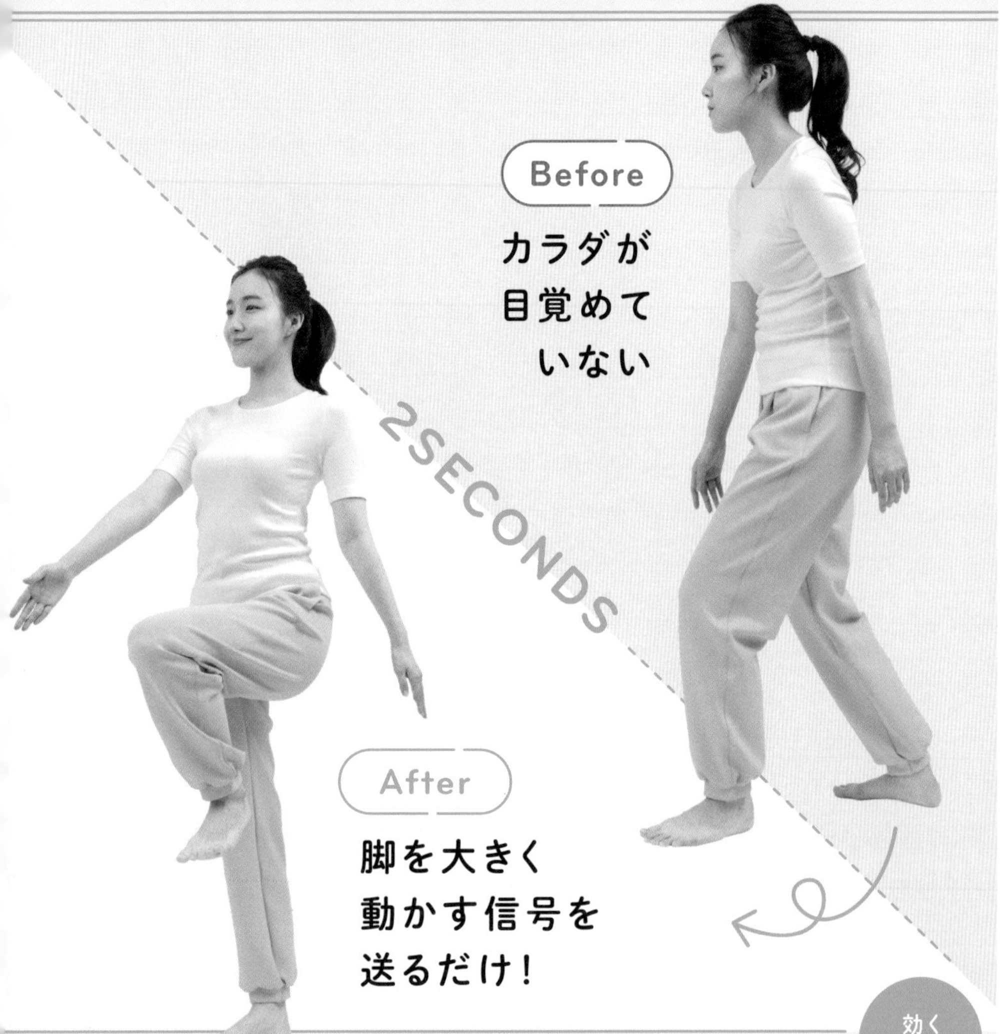
Before
カラダが目覚めていない
2SECONDS
After
脚を大きく動かす信号を送るだけ!

効く理由は?

朝の通勤時に多く見られるケース。カラダの機能が目覚めていないため、神経ネットワークの「大きな歩幅で歩く」ための信号が不十分な状態です。そのため、脚を後方から引き上げる動きによって、脚を大きく動かす信号を送ってあげます。

きびきび歩きの2秒ストレッチ

1 片脚を一歩後ろに置く

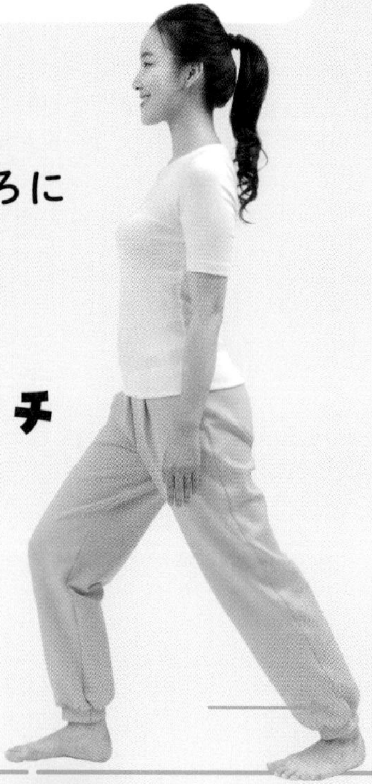
イチ
スッ

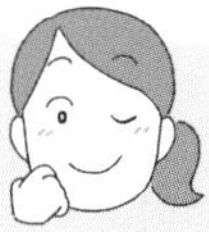
2でももを上げた後に
同じ場所に戻します

2 引いた脚を前に向かって引き上げる

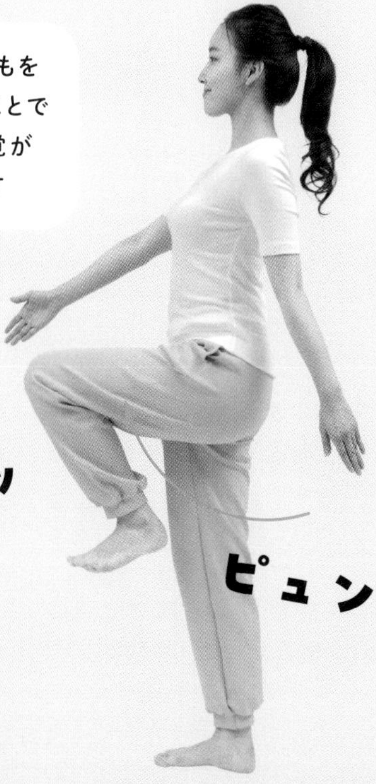
ニッ
ピュン

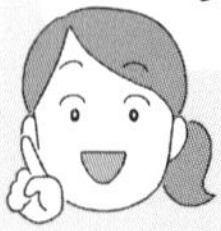
後ろからももを
上げてくることで
動きの感覚が
つきます

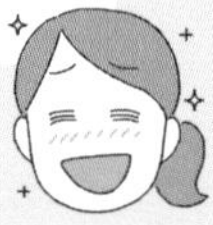
カラダが
ポカポカして
きますね

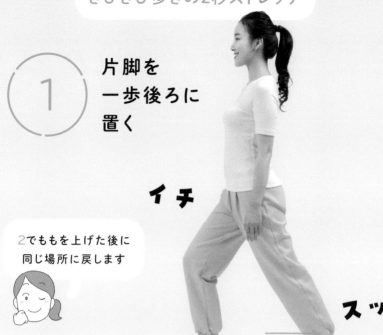

息が切れる・呼吸が浅い

呼吸に関わる筋肉が硬くなる

Before

胸まわりの
筋肉などが
固まっている

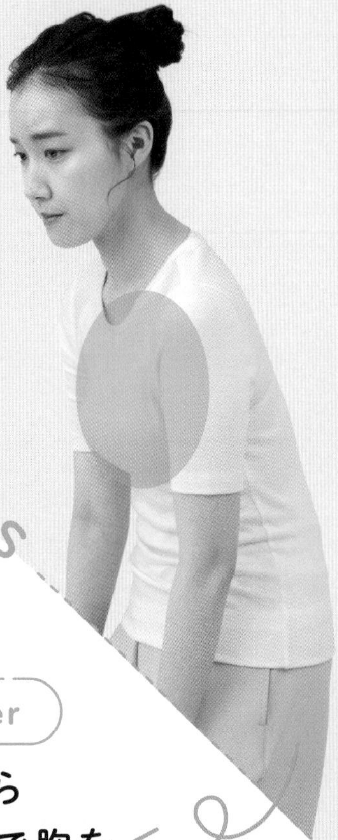

2SECONDS

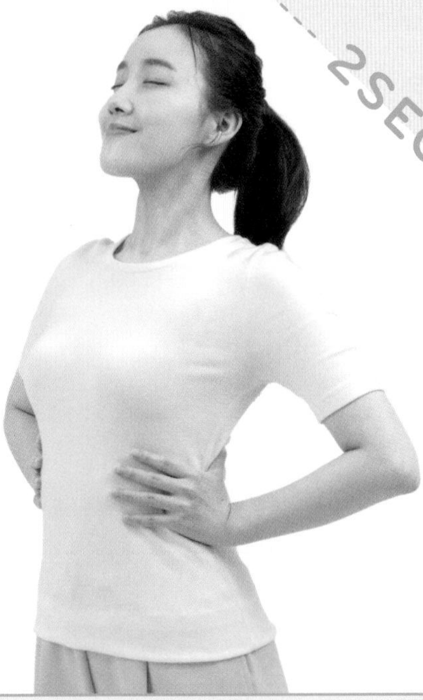

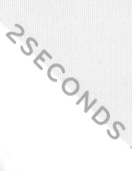

After

だから
呼吸で胸を
ふくらませるだけ!

効く
理由は?

肺は、肺自体の力で伸び縮みして呼吸するわけではありません。肺は、肋骨のまわりについている呼吸筋や横隔膜の力で引っ張られてふくらみます。つまり、呼吸も筋肉の緊張の影響を受け、息苦しくなるということ。そのため、肋骨をふくらませ、呼吸筋をゆるめます。

胸式呼吸の2秒ストレッチ

1 胸をふくらませるイメージで2秒間息を吸う

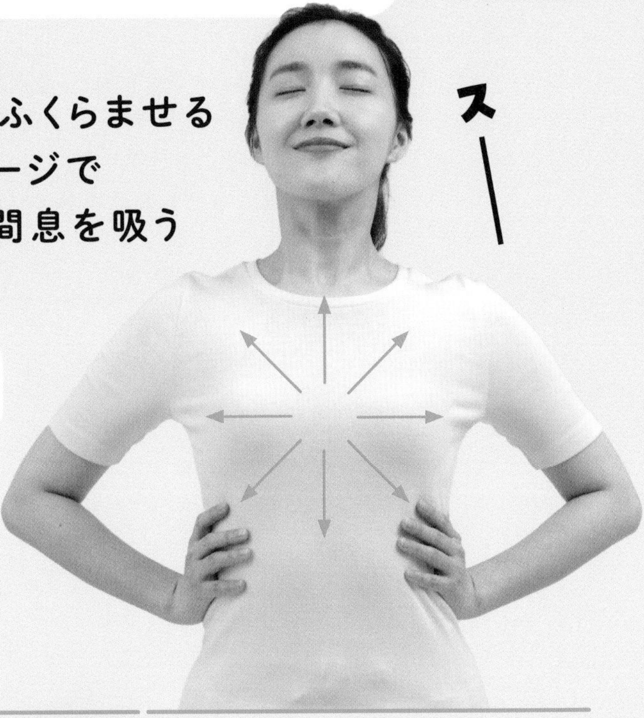

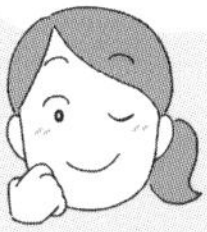

肩が上がらない
程度に軽く吸います

手で触れて
肋骨が開くのを
感じてね！

2 息を吐いて力をゆるめる

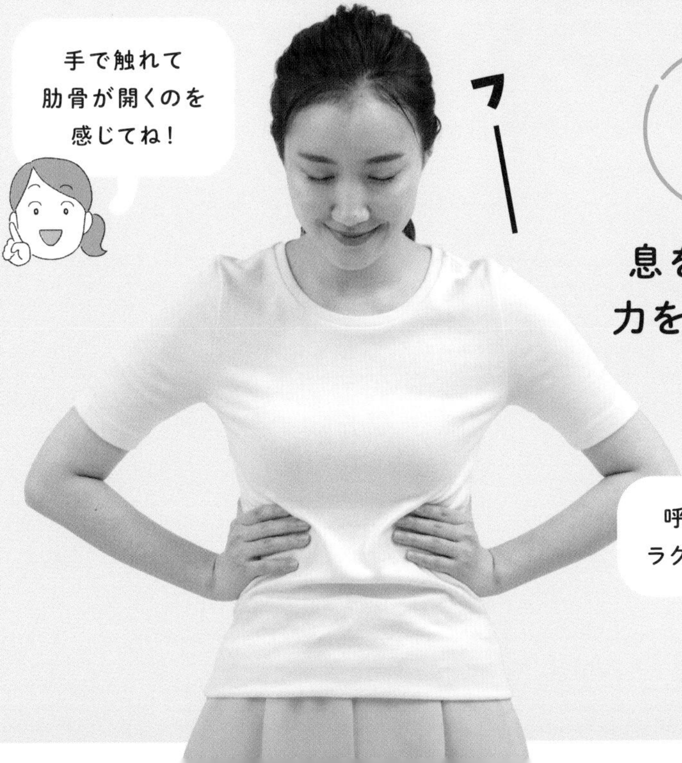

呼吸そのものが
ラクになってきます

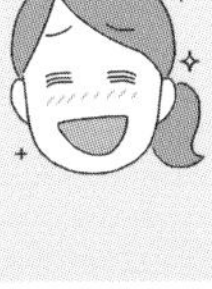

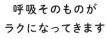

気分が重い

脳内の感情を司る部位の血流がよくない

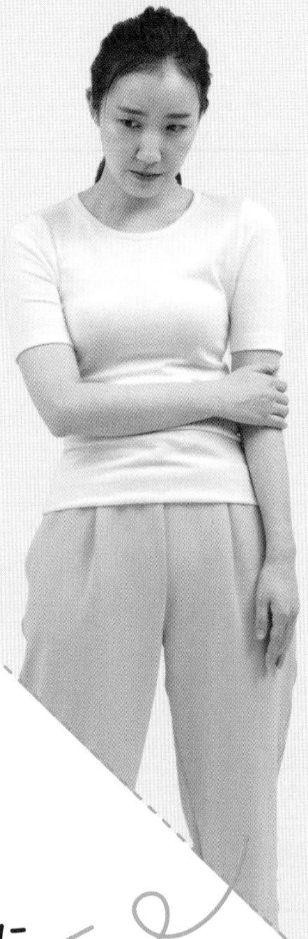

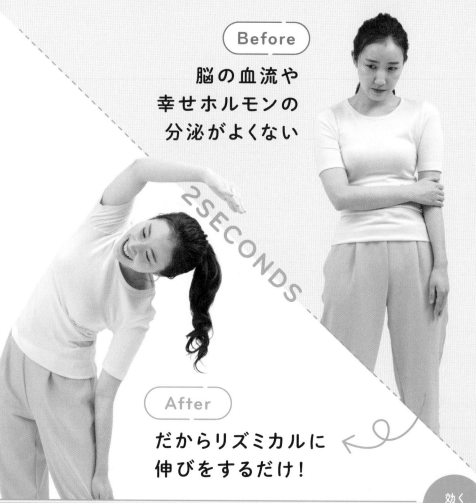

Before

脳の血流や幸せホルモンの分泌がよくない

2SECONDS

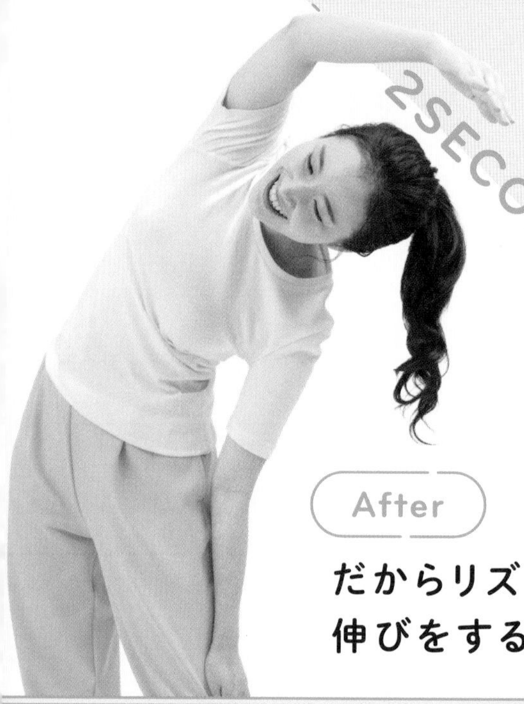

After

だからリズミカルに伸びをするだけ！

効く理由は？

気分は、脳内の感情を司る部位（大脳辺縁系《だいのうへんえんけい》）の血流や、幸せホルモンと呼ばれる「セロトニン」の分泌に影響を受けます。セロトニンは、リズム運動で分泌されやすくなるため、テンポよく実施するのが効果的。全身を動かしていくことで、脳内の血流もうながします。

気分を軽くする2秒ストレッチ

①

カラダを2秒間横に曲げる

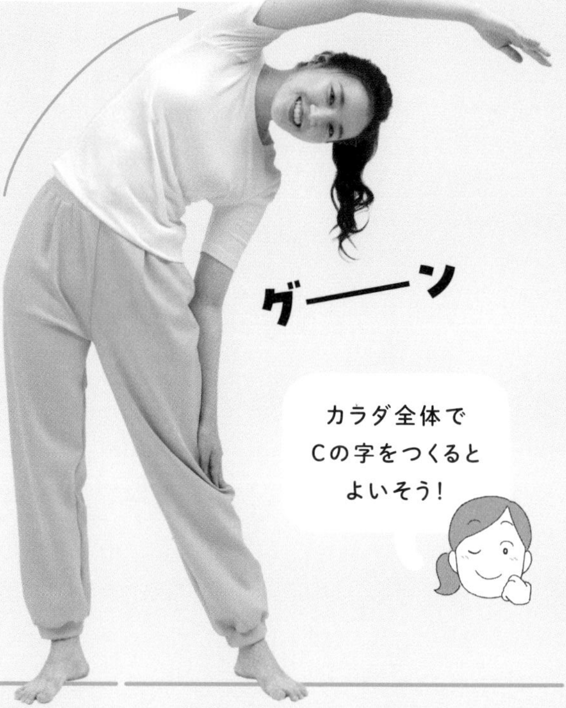

カラダ全体で
Cの字をつくると
よいそう！

②

反対側に2秒間曲げる

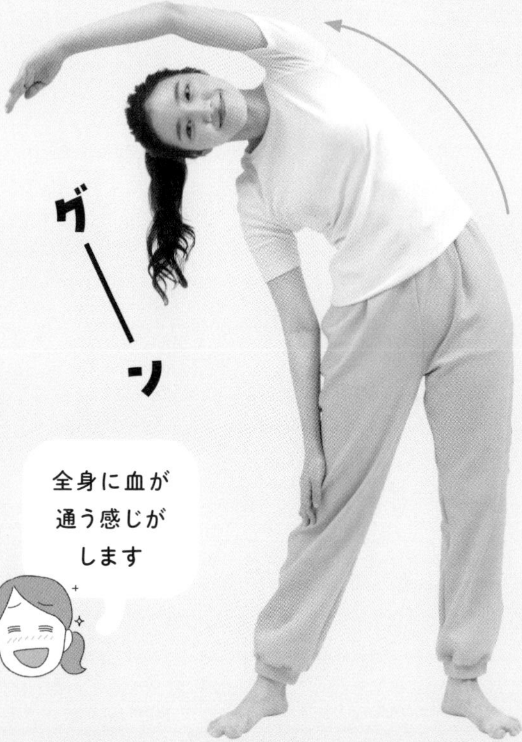

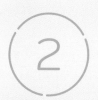

全身に血が
通う感じが
します

リズミカルにやると
幸せホルモンが
出やすいそう！

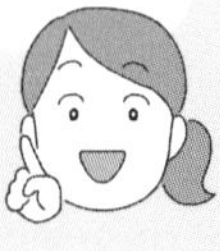

だるい

背骨の動きがよくないと、全身の血流が悪くなり、だるさにつながる

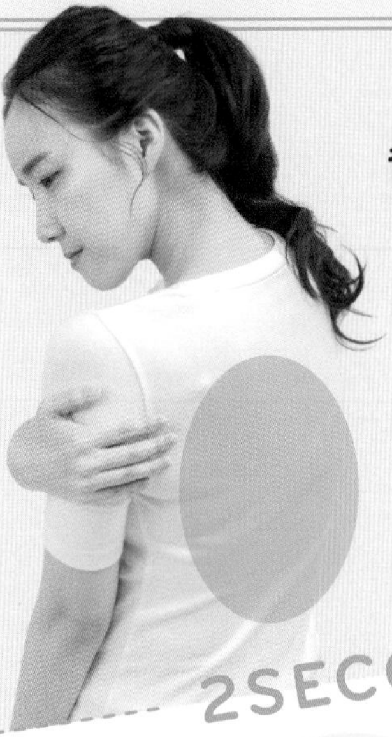

背中が固まることで
全身の血流が
低下する

Before

2SECONDS

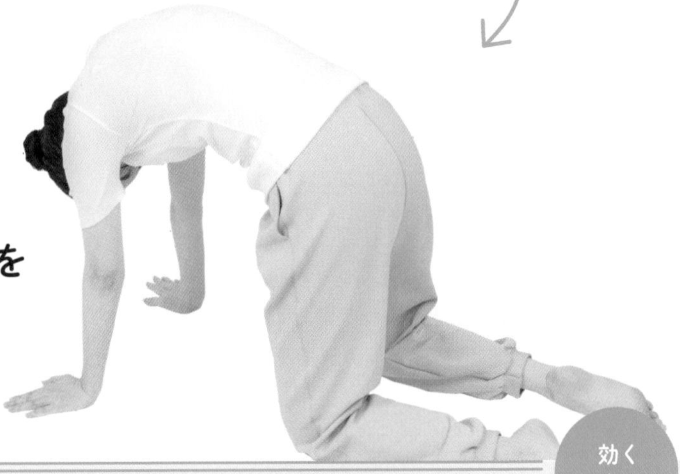

After

背骨の動きを
よくすれば
いい！

効く
理由は？

背骨が固まって動きが悪いと、全身の血流も低下します。すると、栄養素の運搬や、疲労物質の除去がうまくできなくなり、それが全身のだるさにつながっていきます。背骨の動きを改善するために、背中の筋肉を伸び縮みさせてゆるめます。

だるさをとる2秒ストレッチ

1 四つんばいになって背中を2秒間丸める

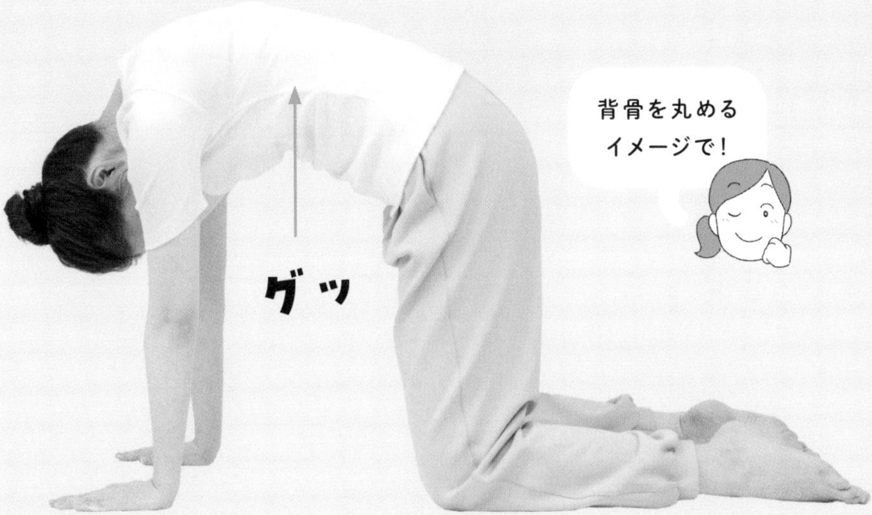
グッ
背骨を丸める
イメージで！

2 背中をゆるめる

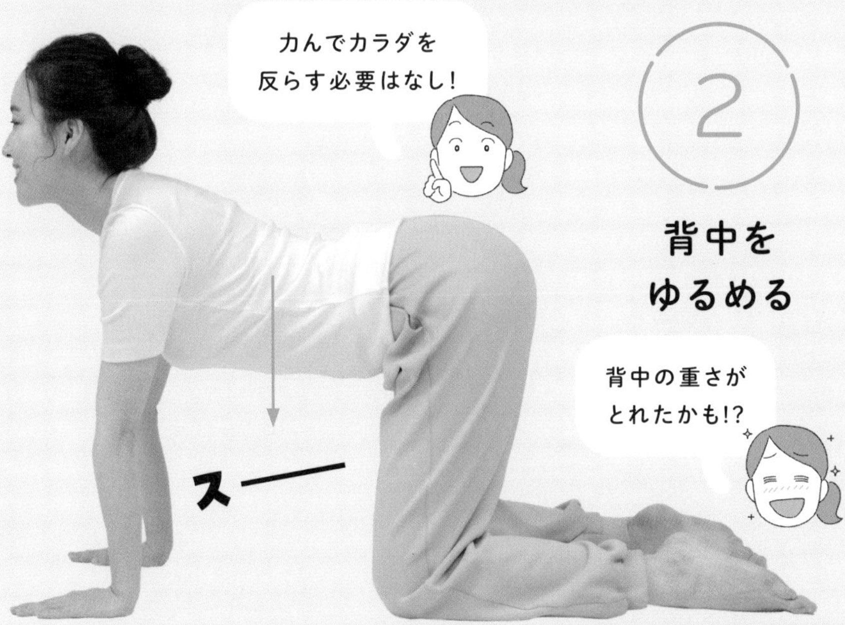
力んでカラダを
反らす必要はなし！
スー
背中の重さが
とれたかも!?

目が疲れる

一点を見続けることで、目のまわりの筋肉が固まる

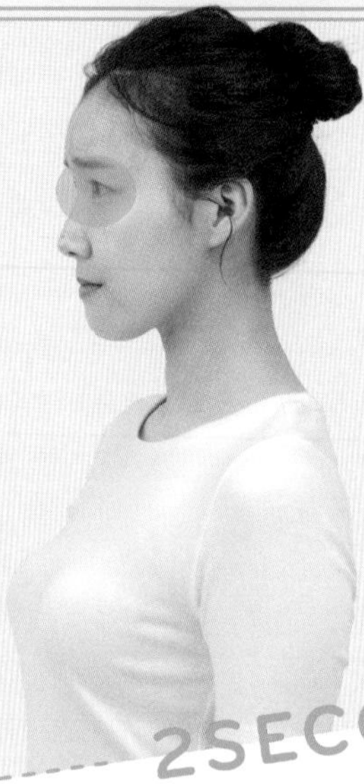

目を
動かさないから
筋肉が固まる

Before

2SECONDS

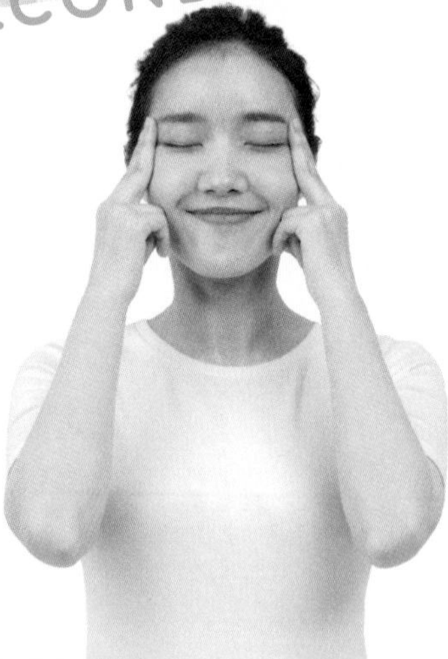

After

だから
目のまわり
をほぐせばいい！

効く理由は？

パソコンやスマートフォンの画面の場合、基本的に一点を見続けることになります。眼球の動きがないため、目の周辺の筋肉は一定の形のまま固まることになり、それが目の疲れにつながります。目のまわりの筋肉を伸び縮みさせることでゆるめます。

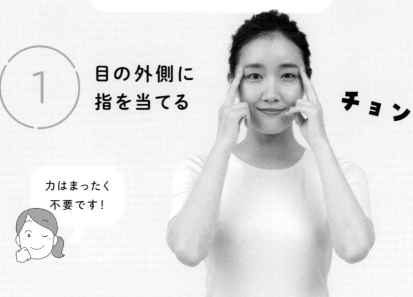

目をほぐす2秒ストレッチ

1 目の外側に指を当てる

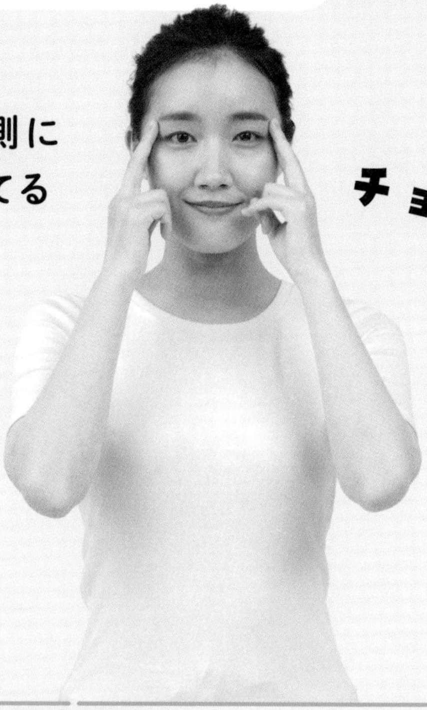

力はまったく
不要です！

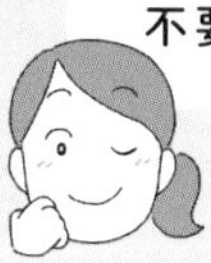

ちょっと
見えやすく
なりました！

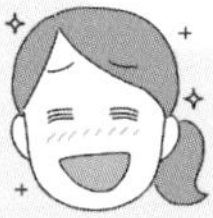

2 横に2秒間引っ張る

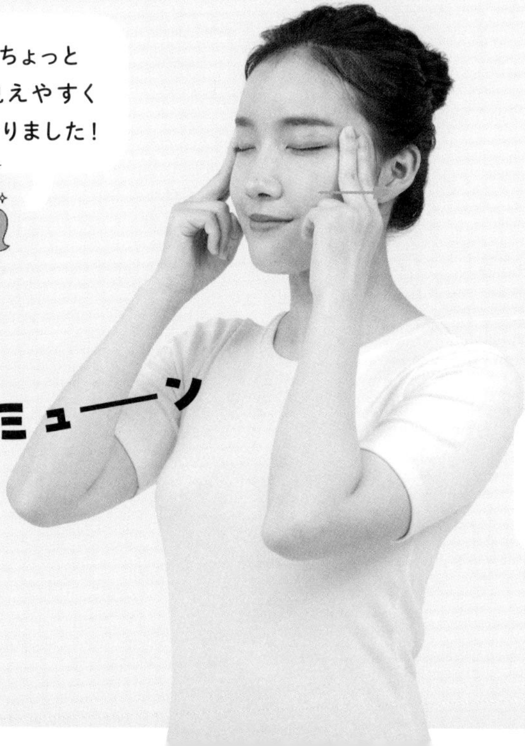

2秒経ったら
1に戻して
ゆるめます

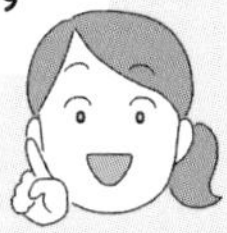

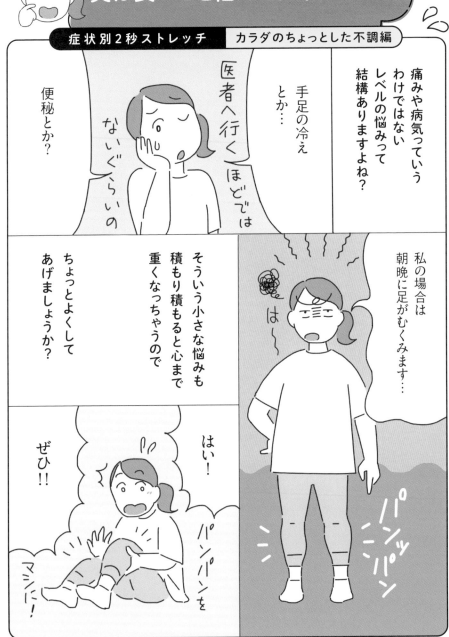

大したことはないけれど、実は長いこと悩んでたりして……

症状別2秒ストレッチ　カラダのちょっとした不調編

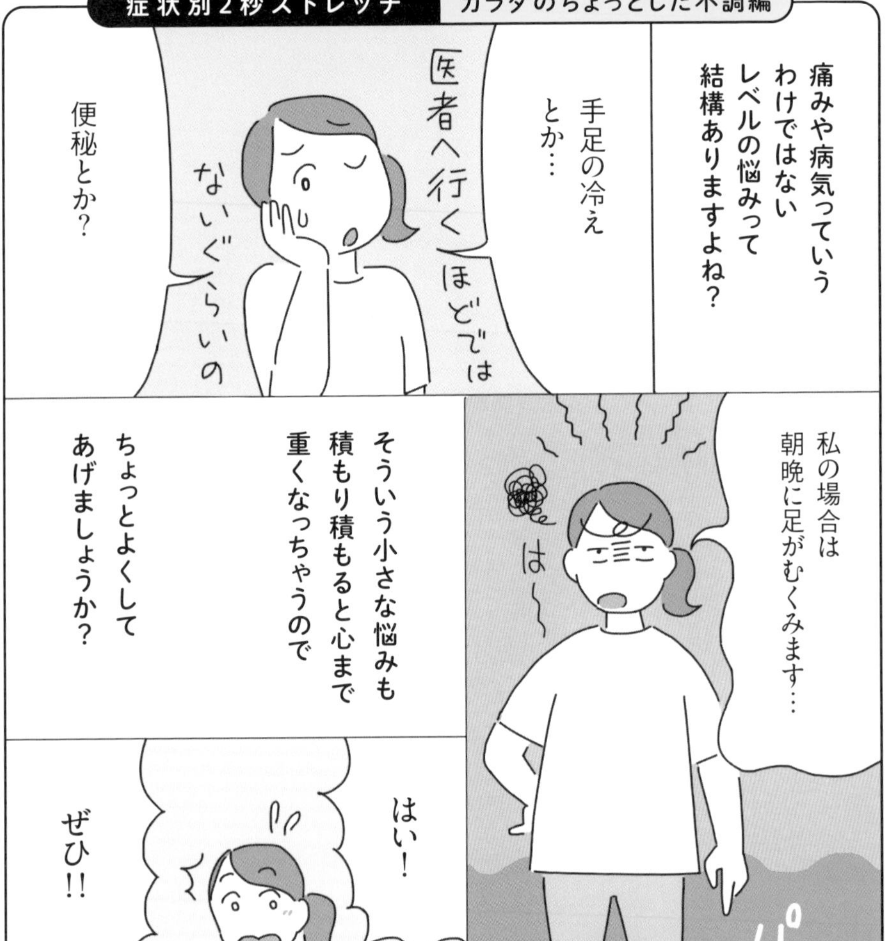
痛みや病気っていうわけではないレベルの悩みって結構ありますよね？
手足の冷えとか…
医者へ行くほどではないぐらいの
便秘とか？
私の場合は朝晩に足がむくみます…
はー
パンッパン
そういう小さな悩みも積もり積もると心まで重くなっちゃうので
ちょっとよくしてあげましょうか？
はい！
パンパンを
マシに！
ぜひ!!

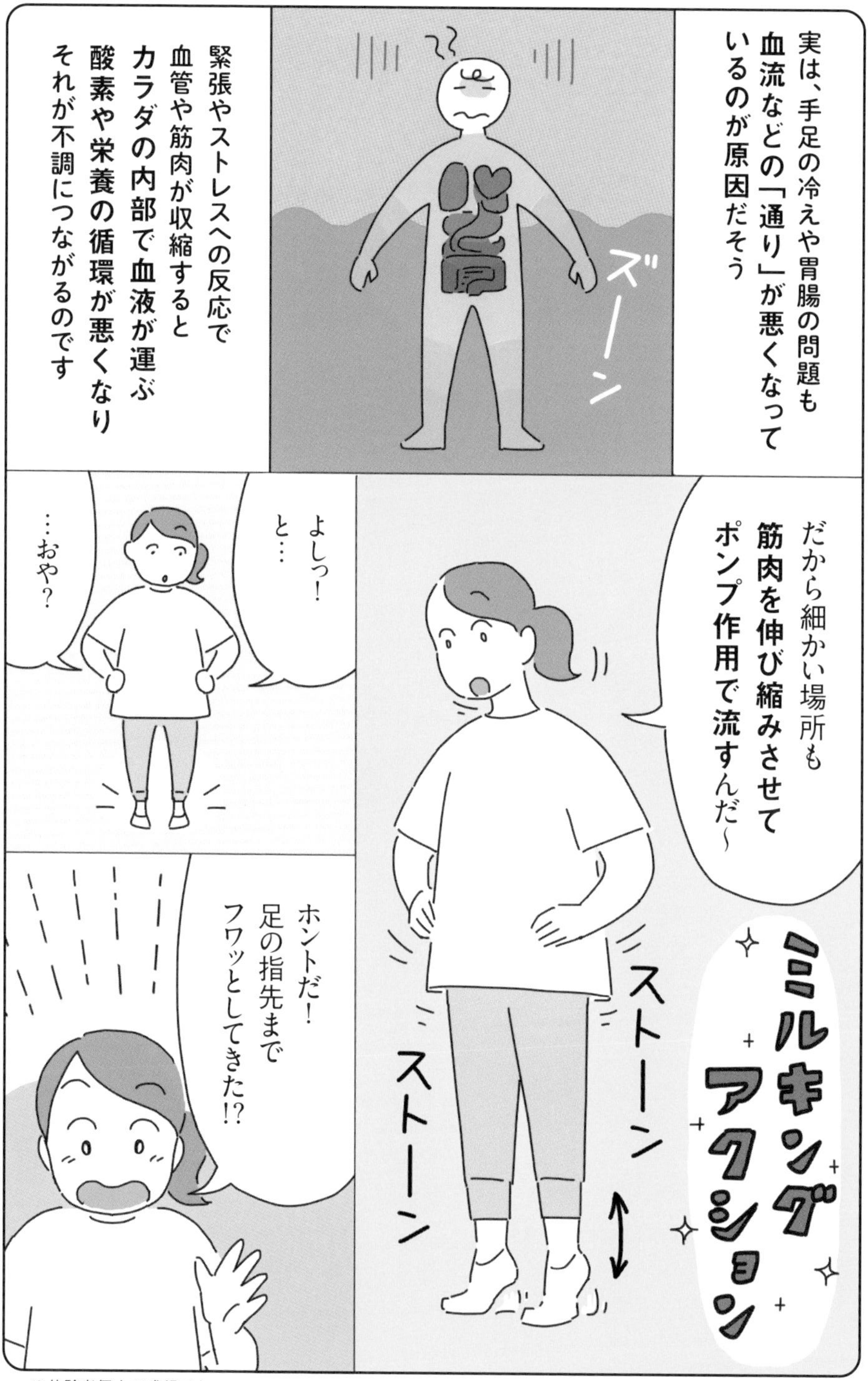
実は、手足の冷えや胃腸の問題も血流などの「通り」が悪くなっているのが原因だそう
ズーン
緊張やストレスへの反応で血管や筋肉が収縮するとカラダの内部で血液が運ぶ酸素や栄養の循環が悪くなりそれが不調につながるのです
だから細かい場所も筋肉を伸び縮みさせてポンプ作用で流すんだ〜
ミルキングアクション
ストーン
ストーン
よしっ! と…
…おや?
ホントだ! 足の指先までフワッとしてきた!?

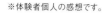

※体験者個人の感想です。

便秘

さまざまな原因から腸の運動が低下する

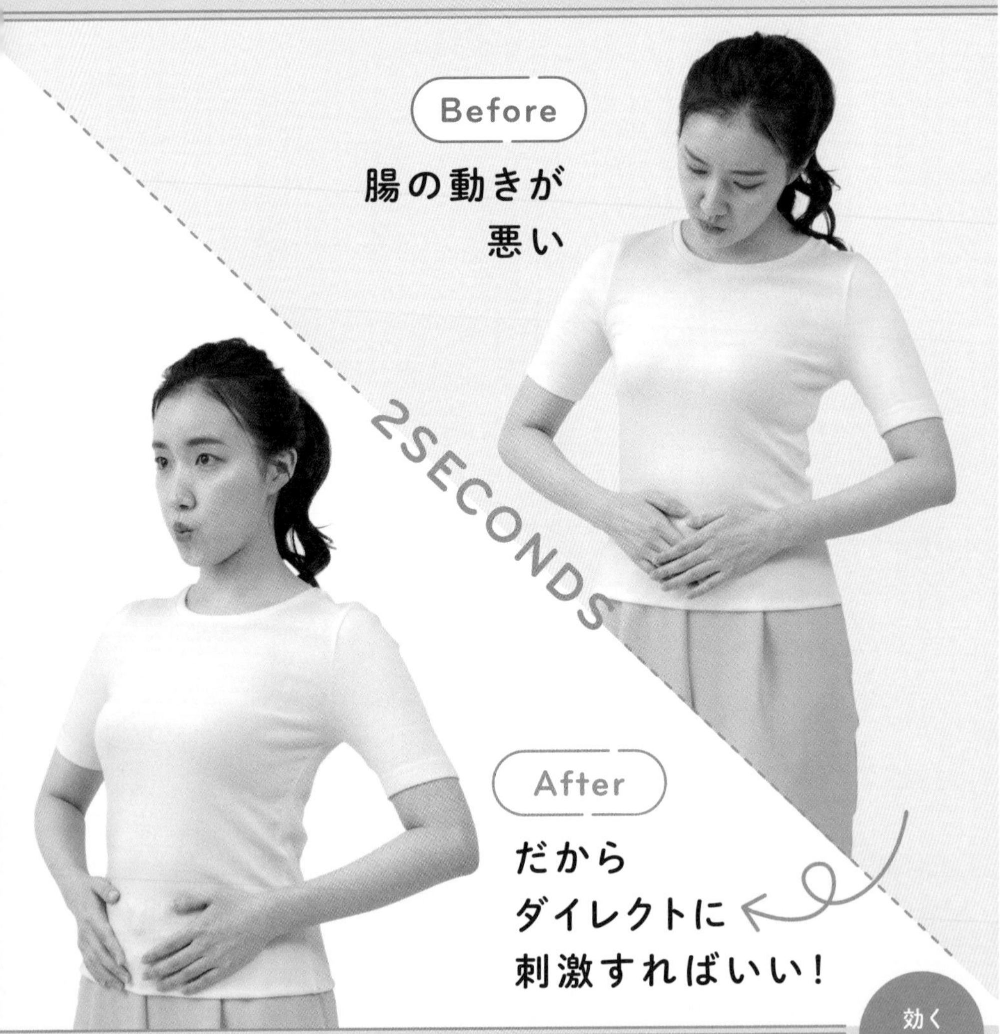

Before

腸の動きが悪い

2SECONDS

After

だからダイレクトに刺激すればいい!

効く理由は?

腸の伸び縮みする動きが弱まると、便通が悪くなります。そのため、呼吸によってお腹に圧力を加え、腸をダイレクトに刺激しながら便通をうながします。また、腸の動きは心が安らぐと活発になるため、深呼吸によるリラクゼーション効果も加えています。

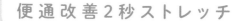

便通改善2秒ストレッチ

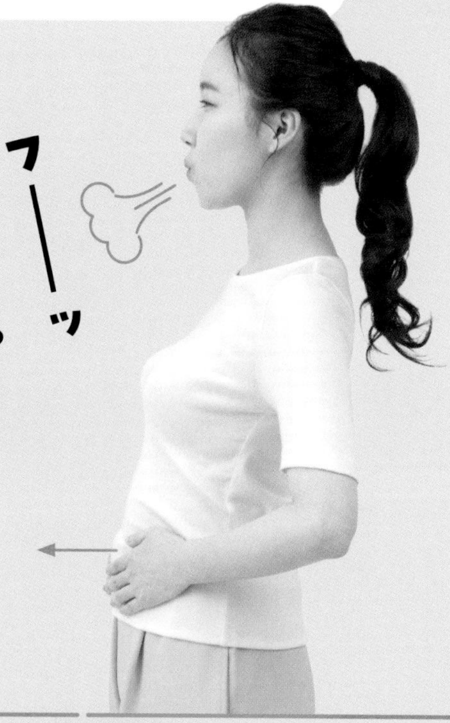

①

**お腹を
ふくらませながら
2秒間息を吐く**

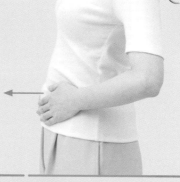

手でさわって
お腹がふくらむのを
感じてください

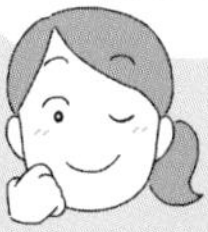

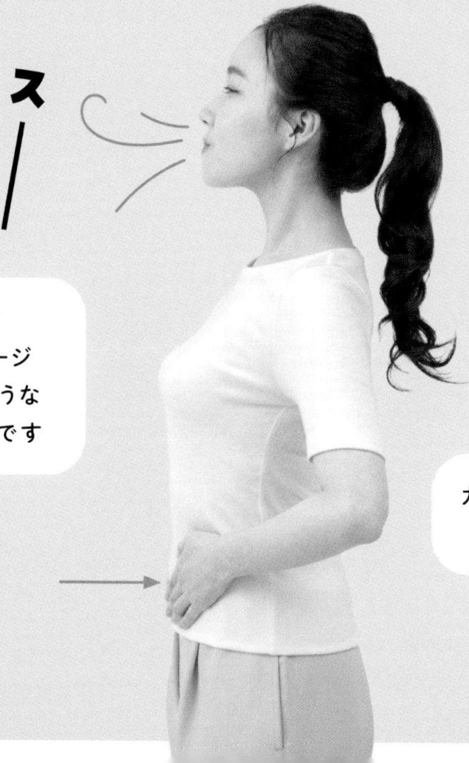

②

**お腹を
ゆるめながら
息を吸う**

腸が
マッサージ
されるような
イメージです

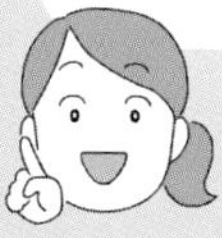

カラダがポカポカ
してきます

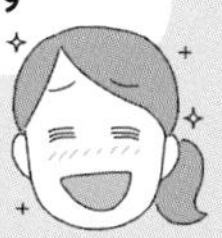

頻尿

さまざまな原因から骨盤内部の筋肉の働きが低下

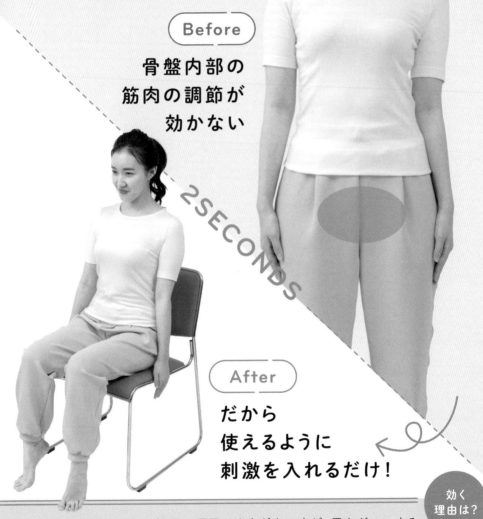

Before

骨盤内部の
筋肉の調節が
効かない

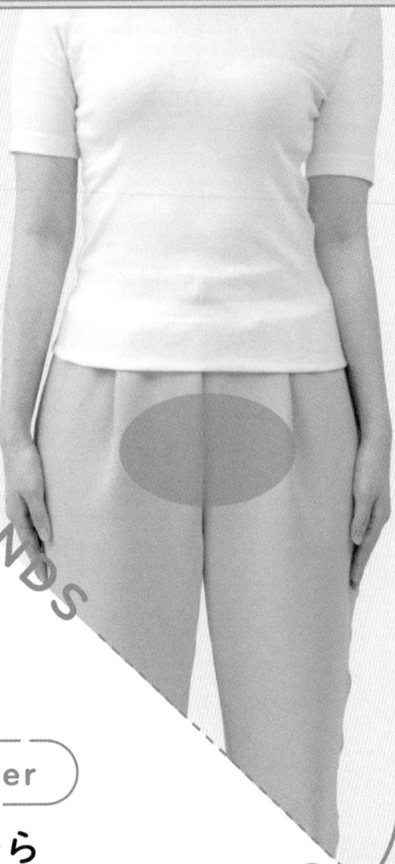

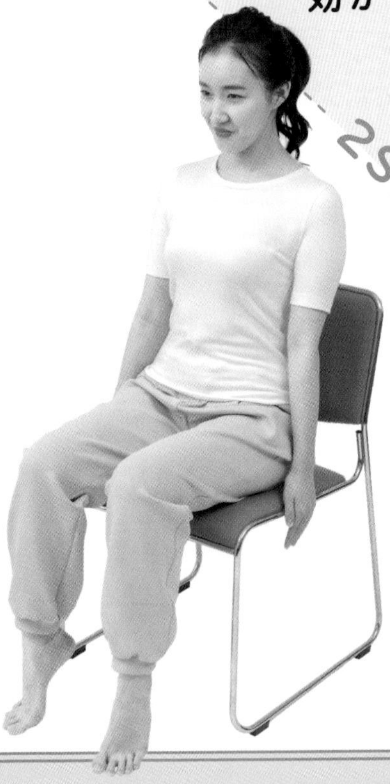

2SECONDS

After

だから
使えるように
刺激を入れるだけ！

効く
理由は？

加齢やストレスなど頻尿の原因はさまざまですが、尿をガマンする(止める)のは、骨盤内部にある筋肉(骨盤底筋群《こつばんていきんぐん》)の働きによるもの。これらの筋肉のバランスが崩れ、うまく使えない状態といえます。そのため、骨盤内部の筋肉を伸び縮みさせて刺激します。

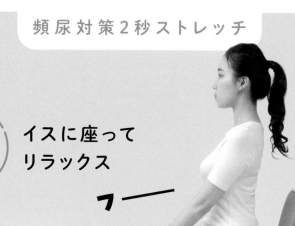

頻尿対策2秒ストレッチ

① イスに座って リラックス

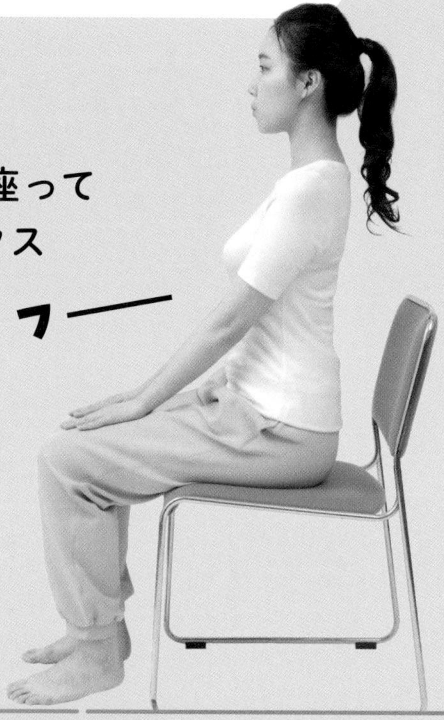

フー

肩の力を抜いて
座りましょう

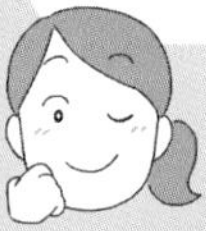

② 大小の便を ガマンするように 2秒間力を入れる

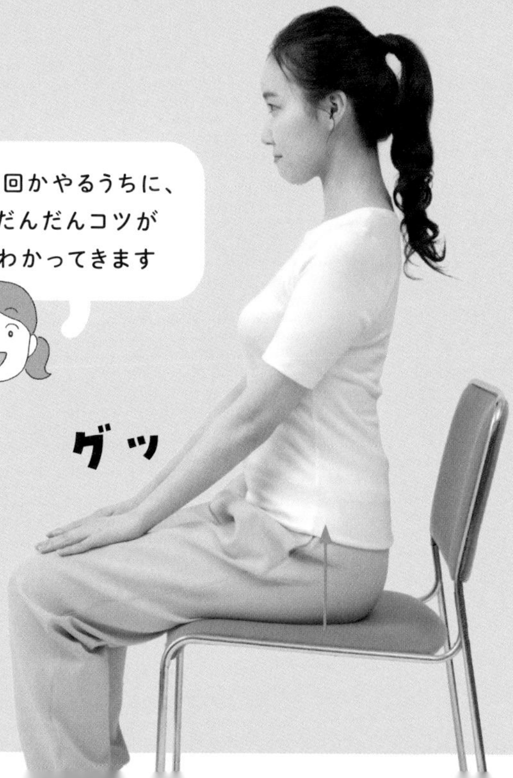

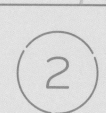

何回かやるうちに、
だんだんコツが
わかってきます

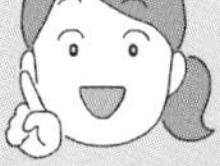

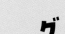

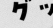

グッ

お尻の穴を
お腹に引き上げる
イメージで！

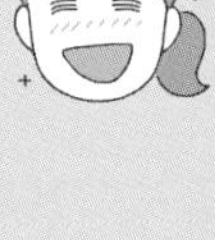

食欲がない

さまざまな原因から胃の働きが低下する

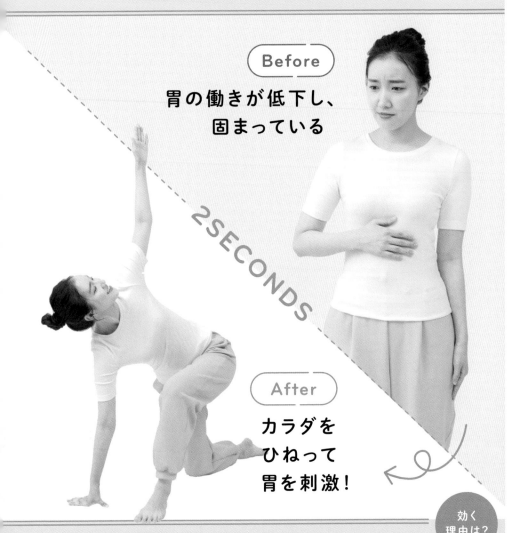

Before

胃の働きが低下し、固まっている

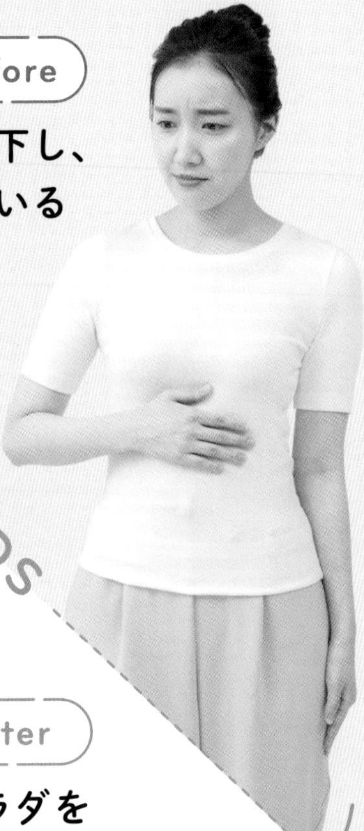

2SECONDS

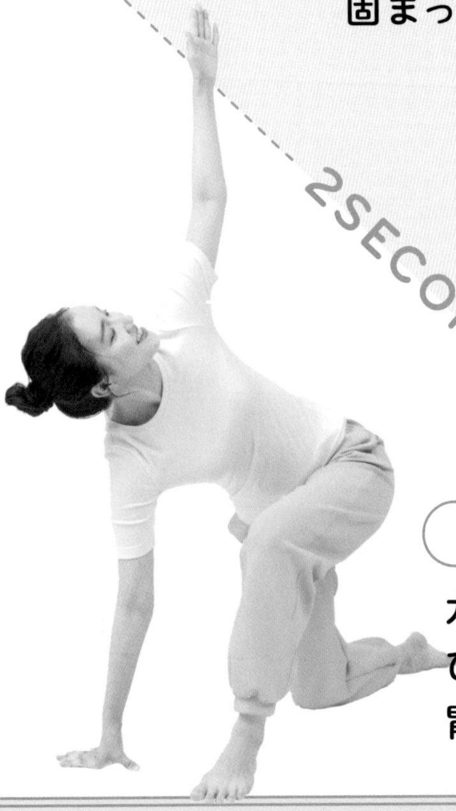

After

カラダをひねって胃を刺激！

効く理由は？

ストレスによる影響など、原因はさまざまですが、胃の働きが低下して食欲がなくなります。胃やその周辺の組織が緊張し、固まっている状態なので、体幹のひねりによって、胃を直接刺激します。心地よさによるリラクゼーション効果で、胃の働きも活性化します。

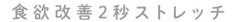

食欲改善2秒ストレッチ

1

四つんばいになって
左脚を前に出し、
右手は床、
左手は天井に向けて
2秒間カラダを
ひねる

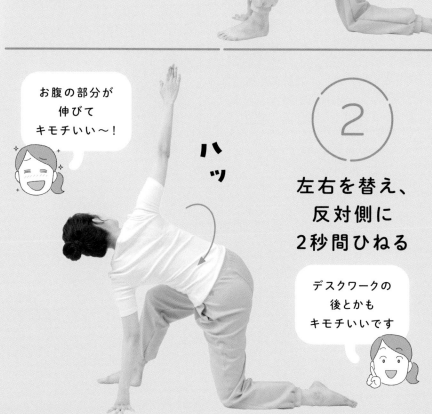

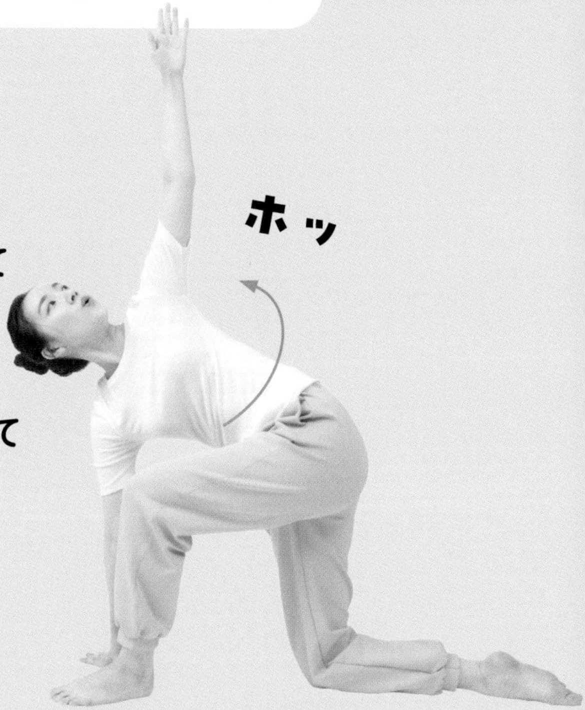

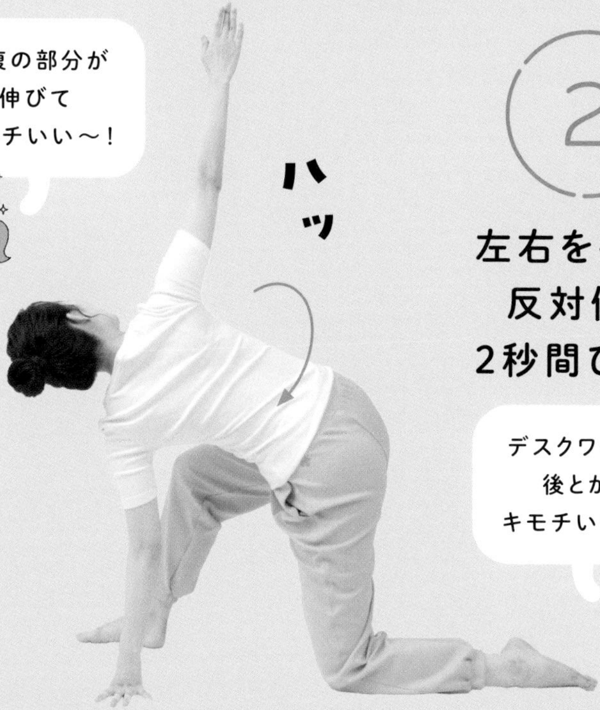

お腹の部分が
伸びて
キモチいい〜！

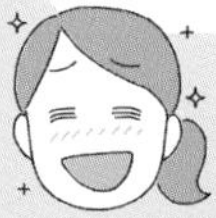

2

左右を替え、
反対側に
2秒間ひねる

デスクワークの
後とかも
キモチいいです

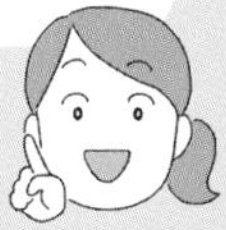

肌が荒れる

顔の皮膚や筋肉などが固まって体液のめぐりが悪い

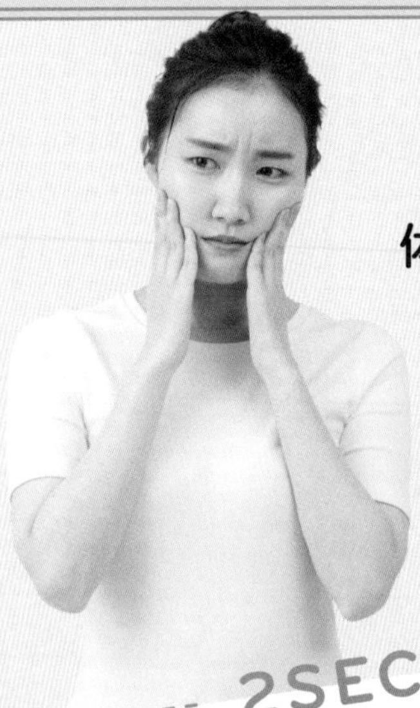

顔の表層が固まり、体液の流れが低下

Before

2SECONDS

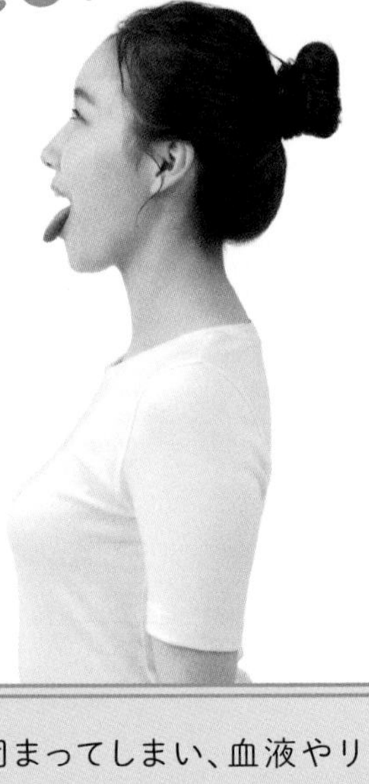

After

だから顔の筋肉を動かすだけ！

効く理由は？

脳の疲れなどによって、顔の表層が固まってしまい、血液やリンパの流れが低下することが原因のひとつ。栄養や水分の不足、老廃物の停滞などの影響で、肌に悪影響を与えます。そのため、顔の表層を動かして筋肉の形を変え、顔全体の緊張をゆるめます。

お肌改善2秒ストレッチ

①

上を見ながら2秒間舌を出す

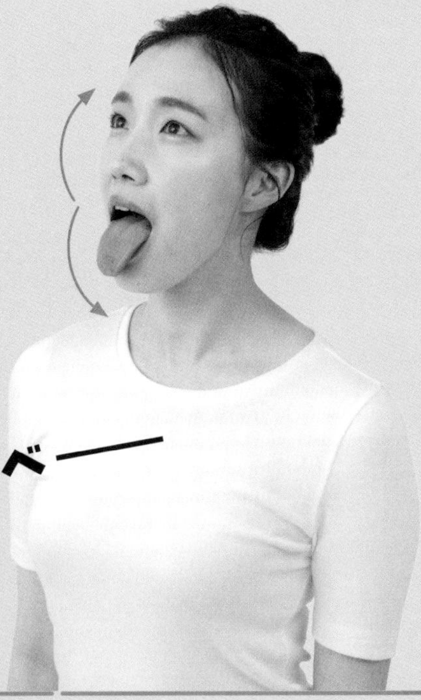

上下に大きく動かすと
ほぐれやすいです！

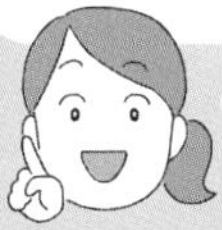

②

力を抜いてゆるめる

顔面に血が
めぐっていくのが
わかります

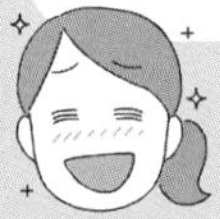

スッ

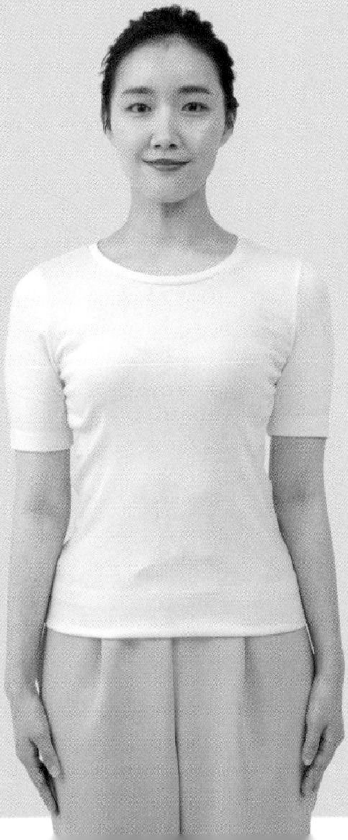

結構無表情で
過ごしているのかも？

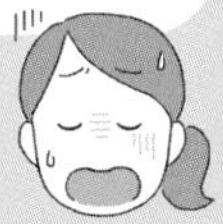

手足が冷える

末端（手足）の筋肉が固まって血流がよくない

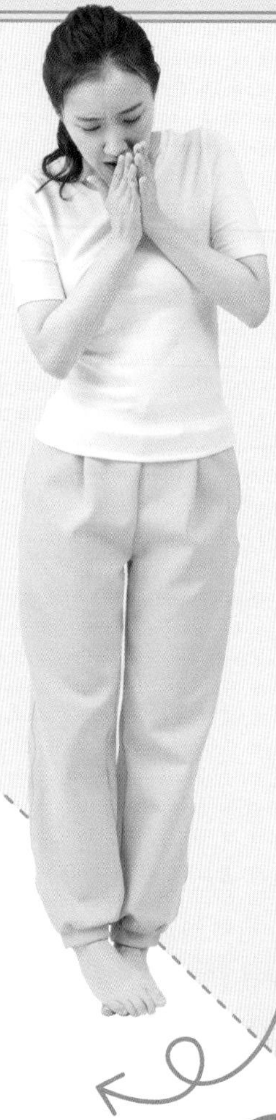

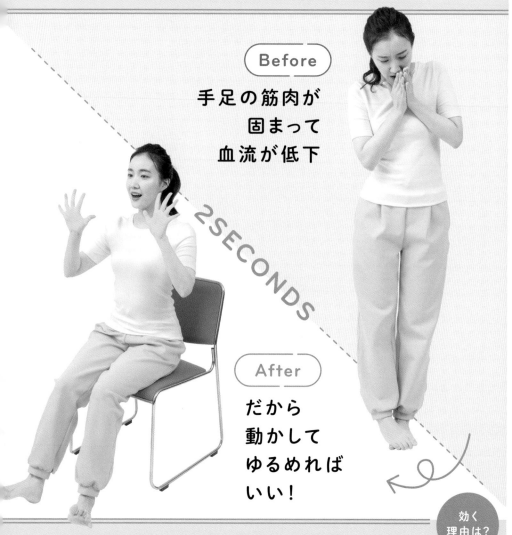

Before

手足の筋肉が
固まって
血流が低下

2SECONDS

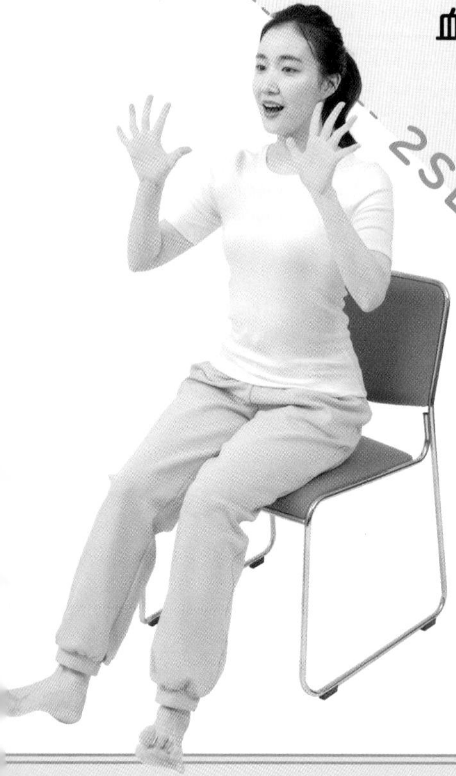

After

だから
動かして
ゆるめれば
いい！

効く理由は？

手足の末端の筋肉が緊張し、血流が低下することで、指先などに冷えを感じます。手足の指を動かす筋肉は、先端だけでなく、それぞれひじから先、ひざから下にも位置するため、指をグーパーすることで、手足の全体に血流がまわり、温めることができます。

手足の冷え改善2秒ストレッチ

1 手足の指を2秒間グーにする

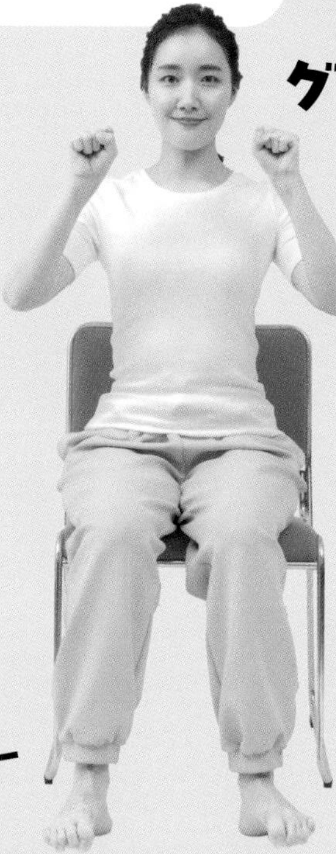

そんなに思い切り握る必要はなし！

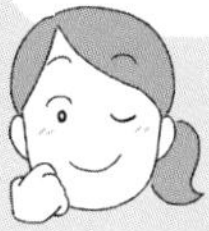

2 手足の指をパーにしてゆるめる

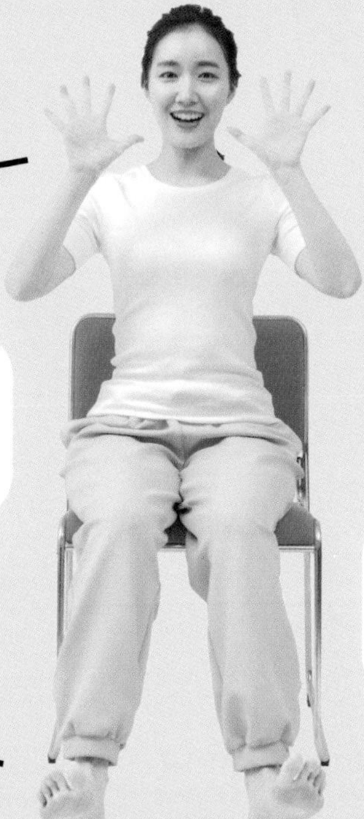

何回かくり返していくと、温かくなってきます

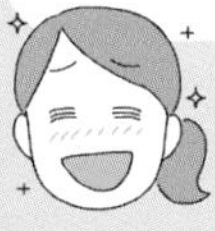

パーにした瞬間に血液がフワッと流れます

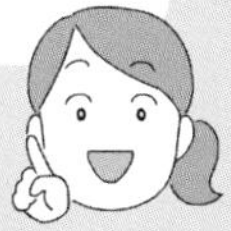

指や手首を動かしづらい

日常的な可動範囲の狭さのために固まってしまう

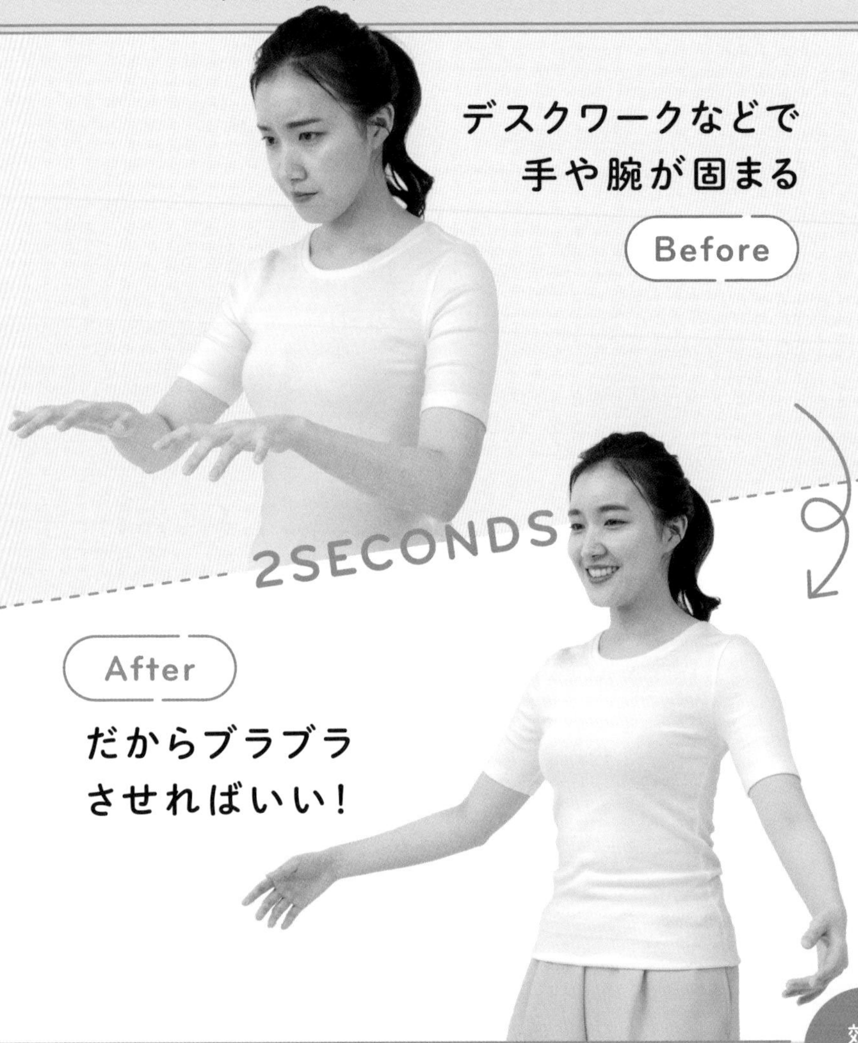
デスクワークなどで
手や腕が固まる
Before
2SECONDS
After
だからブラブラ
させればいい!

効く理由は?

デスクワークやスマートフォンの操作など、日常の手の使い方はほぼ変化がありません。そのため、手首や指はその可動範囲内で固まってしまうことが多く見られます。手先をほぐすには、手をブラブラさせてリセットすることが有効です。

手先をほぐす2秒ストレッチ

1 手の力を抜いて手首を2秒間ブラブラ揺らす

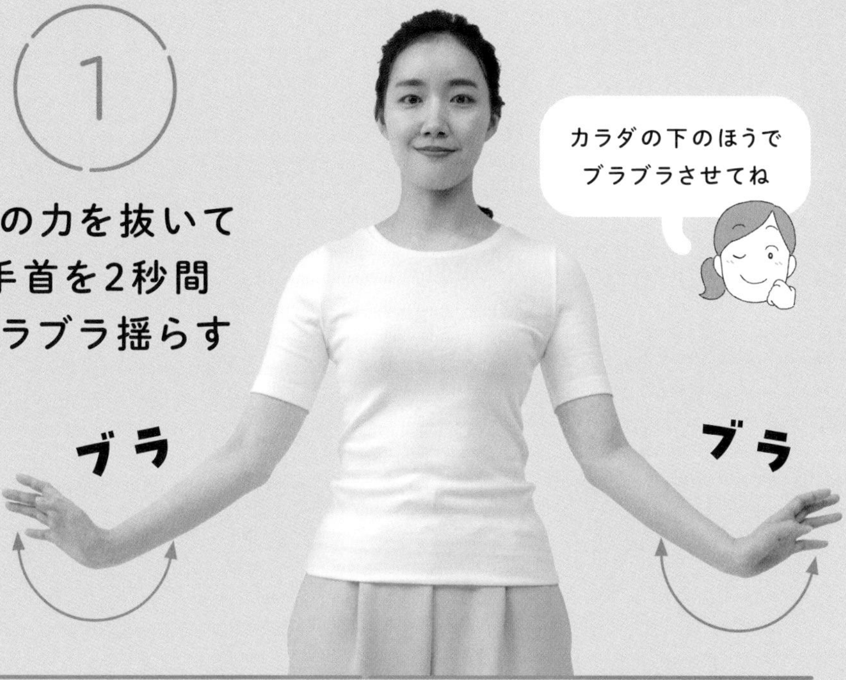
カラダの下のほうで
ブラブラさせてね
ブラ
ブラ

2 手首を止めてゆるめる

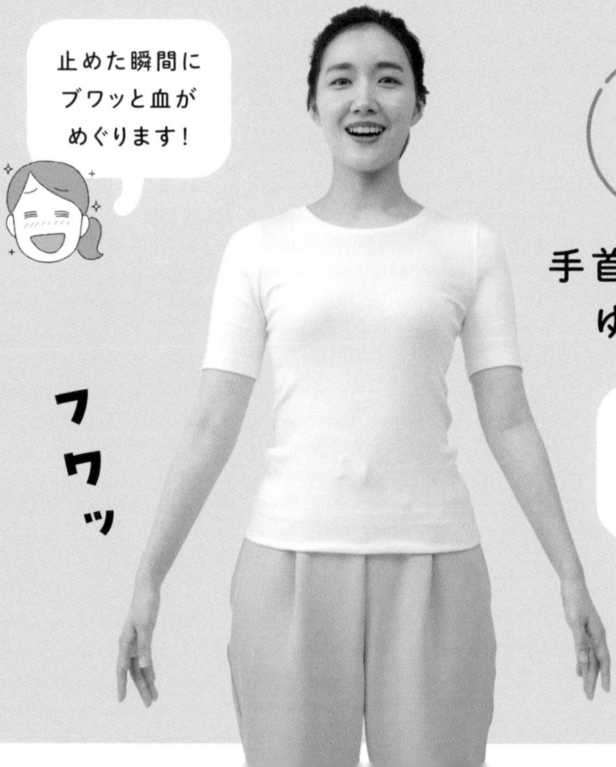
止めた瞬間に
ブワッと血が
めぐります！
フワッ

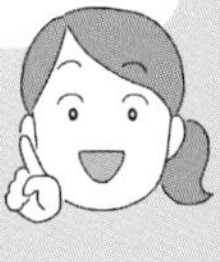
キーボードを
長時間打つときに
おすすめですね

足がむくんでいる

下半身の筋肉が固まり、血流が低下してしまう

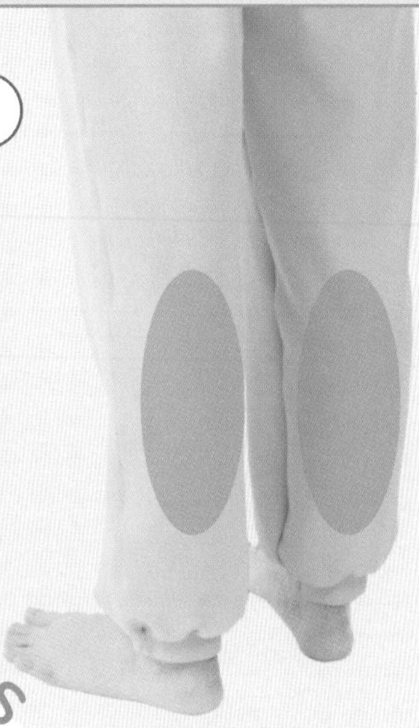

Before

ふくらはぎが
固まり、
むくむ

2SECONDS

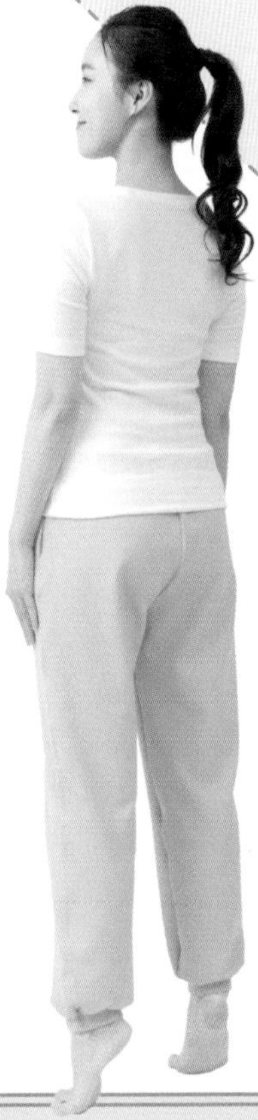

After

だから動かして
ふくらはぎを
刺激すればいい！

効く
理由は？

足のむくみは、血液などが下から心臓のほうへ戻りにくいことが原因のひとつ。第二の心臓とも呼ばれ、下半身のポンプ役を果たしているふくらはぎが固まってしまうと、筋肉のポンプ作用が低下します。かかとの上げ下げでふくらはぎを伸び縮みさせ、血液循環をうながしましょう。

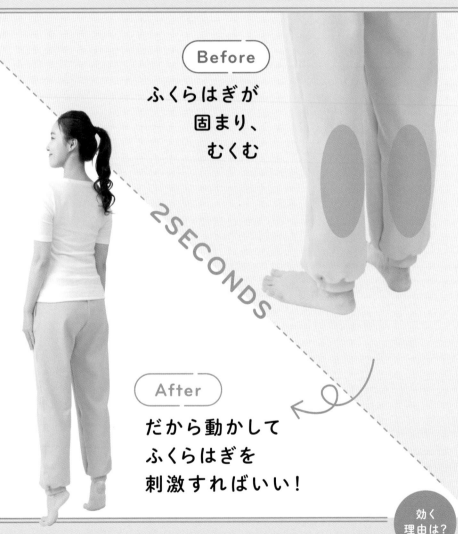

足のむくみ改善2秒ストレッチ

1

**2秒間
つま先立ちを
する**

あまり力みすぎると
ツリそうになります

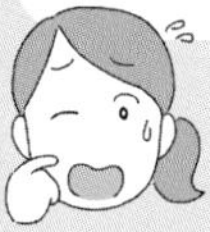

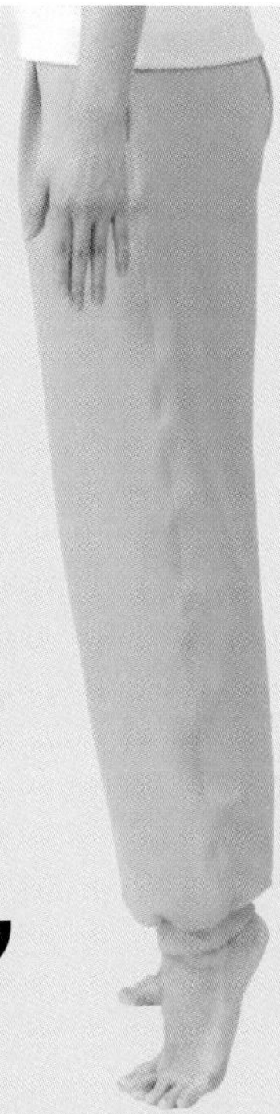

スッ

2

**かかとを戻して
力をゆるめる**

足先が
ポカポカして
きます

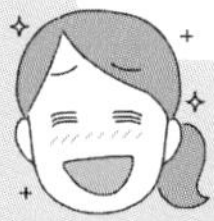

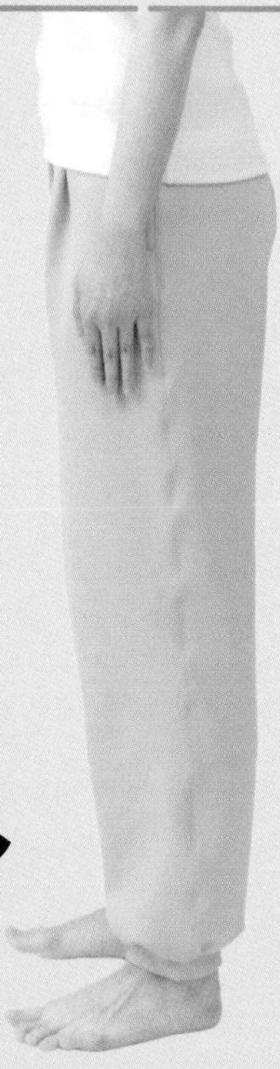

トン

ポンプで血流を
上に戻してあげる
イメージ！

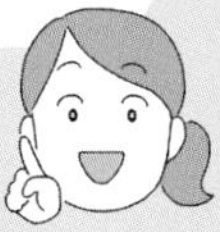

顔がむくんでいる

顔から首にかけての筋肉が固まって血流低下

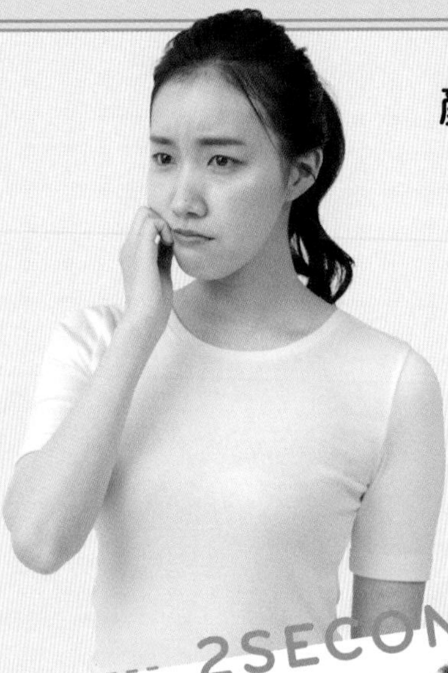

顔や首の筋肉が
硬くなって
血流低下

Before

2SECONDS

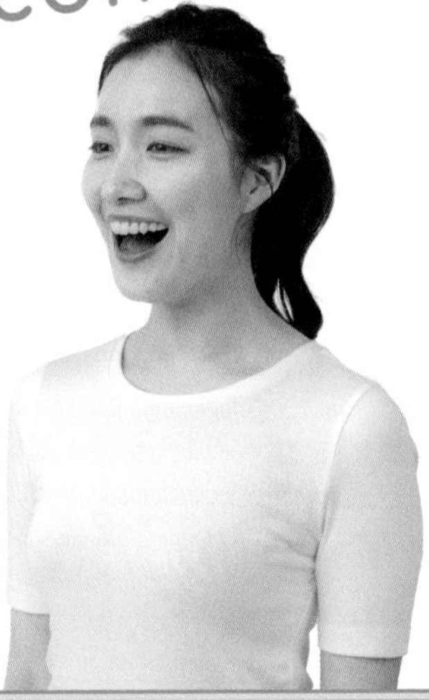

After

だから
顔から首を
ゆるめればいい！

効く
理由は？

顔のむくみは、顔から首にかけての体液循環がうまくいっていないことが原因。体液をカラダに戻してあげることが必要です。口角を上げて「え～」と発声すると、顔だけでなく、首の筋肉まで動く（さわってみましょう）ので、ダイレクトにゆるめることができます。

顔のむくみ改善2秒ストレッチ

1

口角を上げ、
2秒間
「え～」と
いう

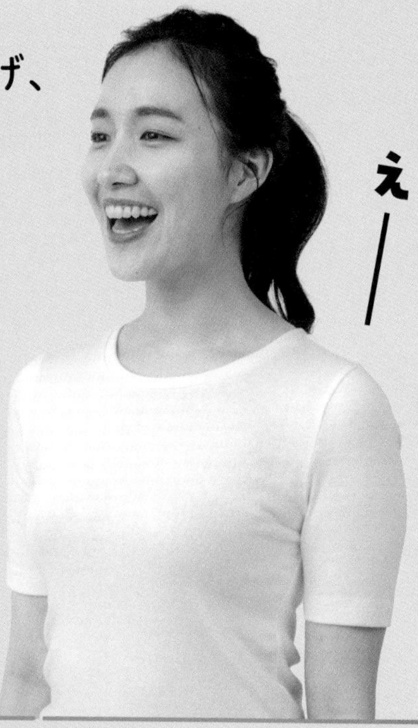

さわってみると、
顔だけでなく、
首の筋肉も動くのが
わかります

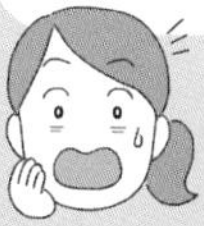

2

顔の力を
抜いて
ゆるめる

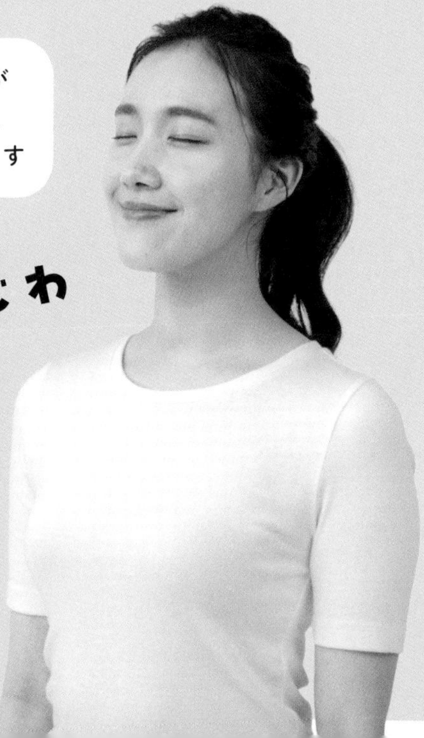

顔の表面が
じわじわと
温まってきます

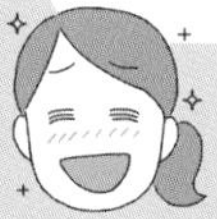

首元が
スッキリする
感覚も！

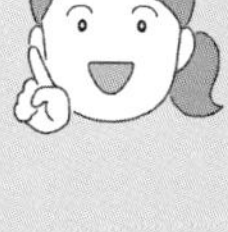

COLUMN

眠れないときの対処法

もう何年も深く眠れたことがない？

よく眠れない原因は、活動モードから休息モードに切り替わる自律神経のバランスが乱れることと、睡眠ホルモンのメラトニンの分泌が低下することです。

いずれの場合も日中の行動が大きく影響します。陽の光を浴び、ある程度の距離を歩くことが重要。メラトニンの分泌には、日中に幸せホルモンのセロトニンをたくさん出すことが必要。そのためには、日光を浴び、7000歩以上の歩行（リズム運動）が有効であるとされます。

だから、例えば最寄駅から徒歩5分、デスクワーク中心という日常では、睡眠の質が低下しやすくなります。

でも、なかなか生活習慣は変えられないですよね……。ここでは、睡眠の質を上げるための対処法をいくつか紹介しますので、ぜひ試してみてください。

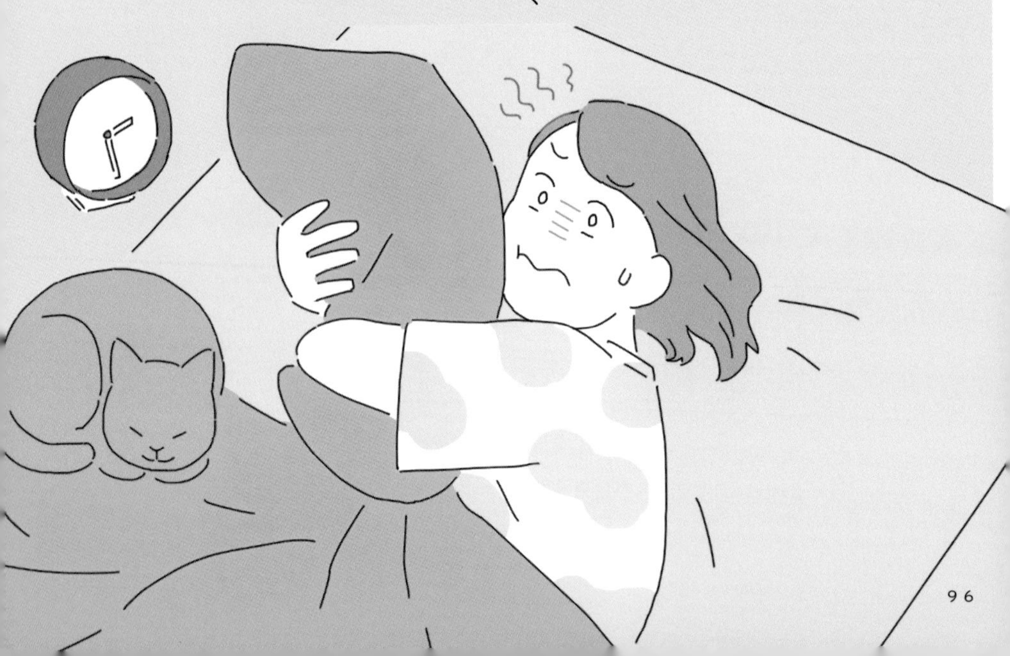

アラームをレム睡眠に合わせる

睡眠は、深い眠りの「ノンレム睡眠」と、浅い眠りの「レム睡眠」を交互にくり返しています。これらは基本的に90分サイクルで反復され、このうち後半がレム睡眠になります。そのため、アラームを浅い眠りであるレム睡眠のタイミングに合わせると目覚めがよくなります。睡眠時間は90分サイクルを考慮し、6時間ないし、7時間30分くらいに合わせて起床時間をセットするとよいでしょう。

水分をとりすぎない

真夜中にパッと目覚めてしまう「中途覚醒」や、起床時間よりも早く目覚めてしまう「早朝覚醒」といった睡眠障害の場合、尿意が大きく影響する場合もあります。就寝中は汗をかくので、ある程度の水分（1～2口）をとっておくのはよいことですが、寝る直前に大量の水分をとりすぎると、トイレに行きたくなってしまいます。中途覚醒や早朝覚醒が続くようであれば、寝る前の水分補給を見直してみましょう。

背伸びをしてから脱力する

本編でも述べてきたように、脳の疲れやストレスは、カラダの緊張を招きます。また、脳とカラダは双方向でリンクする関係にあるので、カラダが緊張していると、脳は活動モードのままリラックスすることができません。もし、カラダが緊張して縮こまっていれば、寝つきも悪くなります。そこで、寝る前に一度伸びをして、カラダの緊張をゆるめてあげると、脳を休息モードに切り替えることができます。

4秒吸って4秒止めて8秒で吐く

呼吸は、自律神経のバランスと密接につながっています。活動モードの交感神経が優位になると、呼吸は浅く速いリズムになります。逆に、休息モードの副交感神経が優位なときは、深くゆっくりとした呼吸になります。スムーズに寝つきたいときは、4秒かけて息を吸い、そのまま4秒止めて、8秒かけて息を吐くという、ゆっくりとした呼吸を意識しましょう。そうすることで副交感神経に切り替わり、寝つきやすくなります。

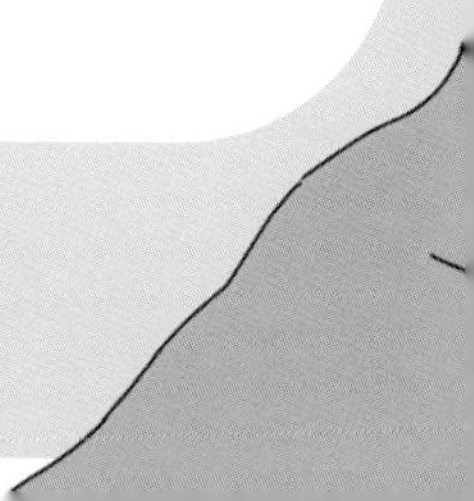

冷水or氷を口にする

睡眠に入るときは、深部体温も影響します。深部体温とは、脳や内臓の温度のことで、体温計で測る皮膚の温度とは別物。入眠時は、深部体温を下げる必要があり、そのために皮膚から熱を逃がすので表層の体温は、逆にポカポカしています。睡眠は、脳を休ませることが重要なので、脳を冷やして落ち着かせるために、深部体温を下げます。寝る前に冷水か氷を軽く口にすると、深部体温を下げるサポートになります。

ジャーナリングをする

ジャーナリングとは、一日の終わりに日記のようにその日あったことを整理する行動です。メンタルがゴチャゴチャしていると、余計な不安に駆られ、活動モードになって興奮してしまう傾向にあります。そのため、感情面のことは抜きにし、単純にその日あった出来事だけを思い出しながら、整理していきます。ベッドの上でそれを行っていくうちに、やがて脳が落ち着きを取り戻し、眠くなってくるとされています。

寝具を見直す

睡眠の質には、使用している寝具も大きく影響します。「枕が合わない、マットレスが硬すぎる、やわらかすぎる」といったことが、寝るときの姿勢に、窮屈さとストレスを与え、安眠の妨げになります。特に寝起きのときに、カラダに疲労感がある場合は、寝具の見直しを検討したほうがよいでしょう。とにかく心地よさを大事にすること。寝苦しい、寝る姿勢が決まりにくいなどの感覚は、就寝時にも緊張を招きます。

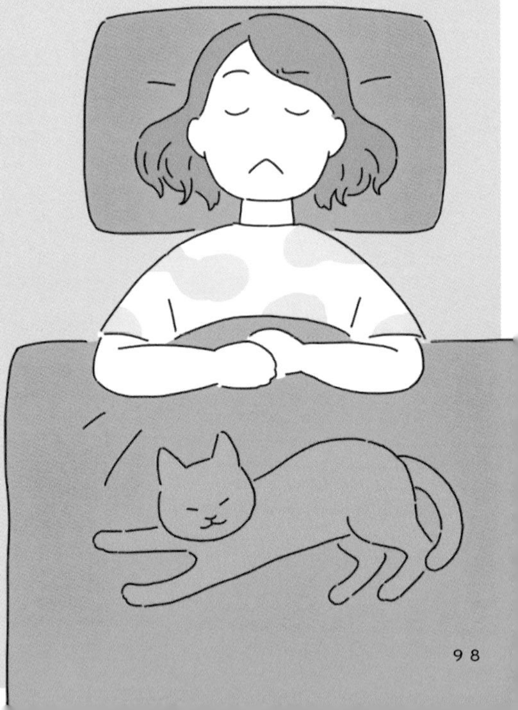

第 3 章

職場の悩み
&ストレス対策
2秒ストレッチ

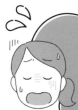

職場は過ごす時間が長いから、意外と影響が大きいよね……

職場の悩み&ストレス対策2秒ストレッチ　職場の体調管理編

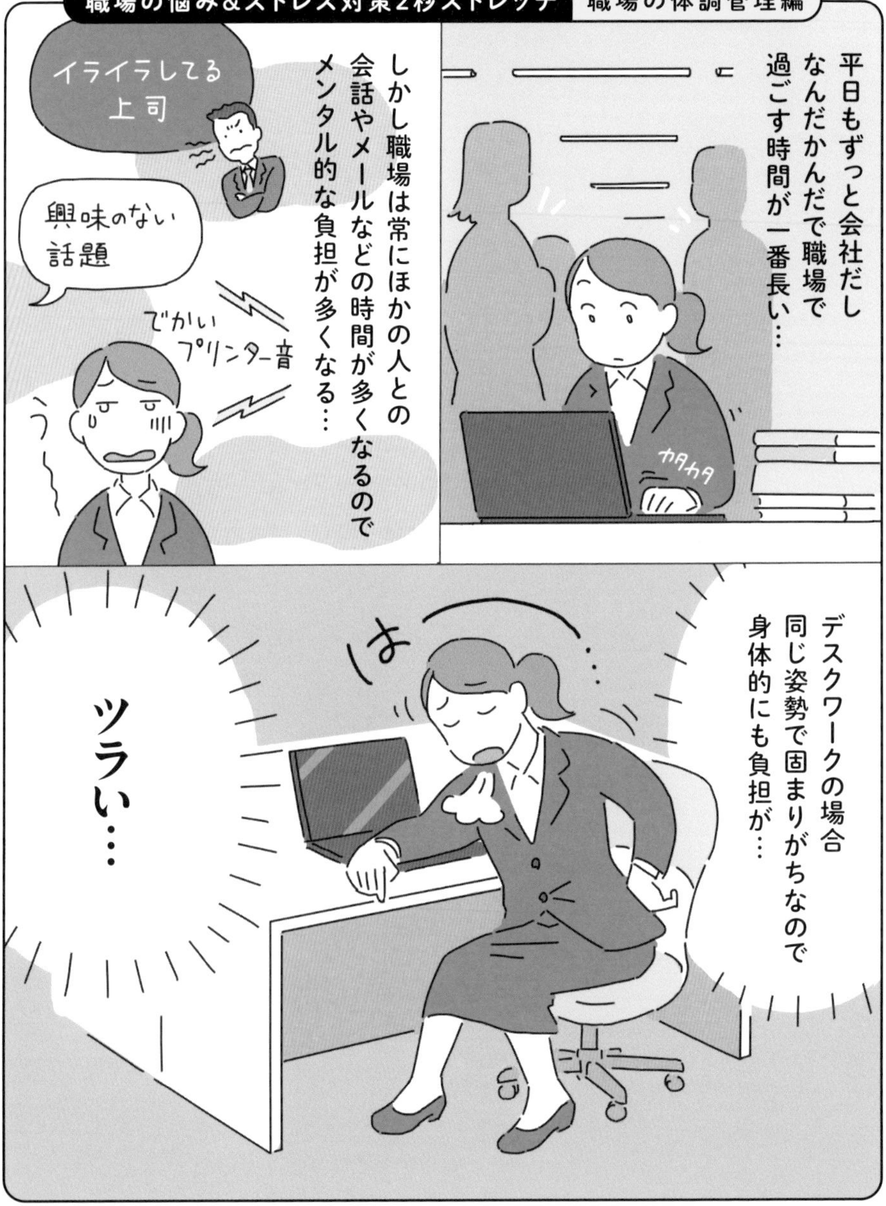
平日もずっと会社だし
なんだかんだで職場で
過ごす時間が一番長い…
カタカタ
しかし職場は常にほかの人との
会話やメールなどの時間が多くなるので
メンタル的な負担が多くなる…
イライラしてる上司
興味のない話題
でかいプリンター音
う
デスクワークの場合
同じ姿勢で固まりがちなので
身体的にも負担が…
は
ツラい…

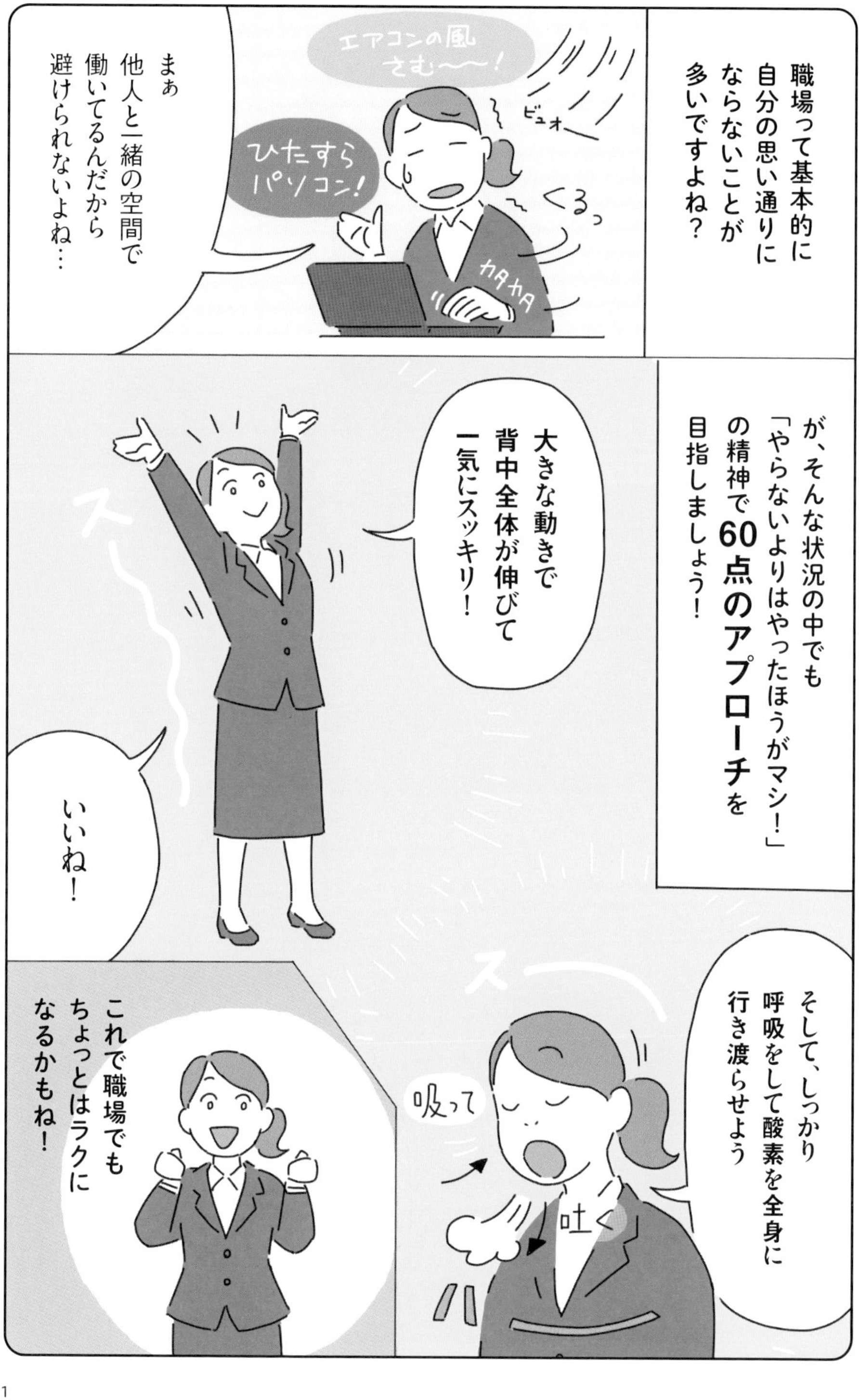

職場って基本的に自分の思い通りにならないことが多いですよね？
エアコンの風さむ〜〜！
ビュオ
ひたすらパソコン！
くるっ
カタカタ
まぁ他人と一緒の空間で働いてるんだから避けられないよね…
が、そんな状況の中でも「やらないよりはやったほうがマシ！」の精神で60点のアプローチを目指しましょう！
大きな動きで背中全体が伸びて一気にスッキリ！
いいね！
そして、しっかり呼吸をして酸素を全身に行き渡らせよう
吸って
吐く
これで職場でもちょっとはラクになるかもね！

パソコンに向かいっぱなし

背骨のラインが固まって、さまざまなコリや痛みを生む

Before

背中がカチコチ。
肩こりや腰痛の
原因に!

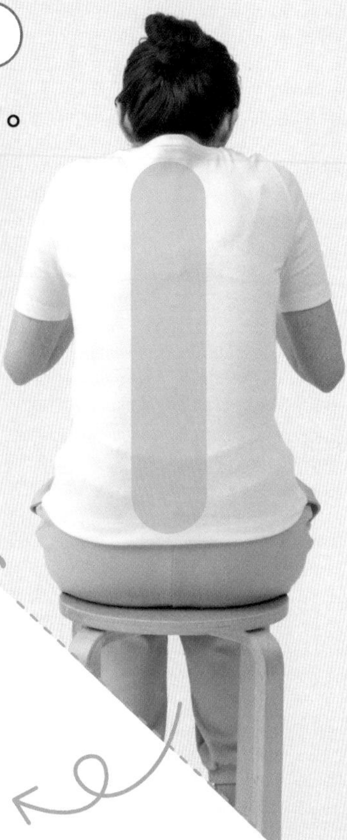

2SECONDS

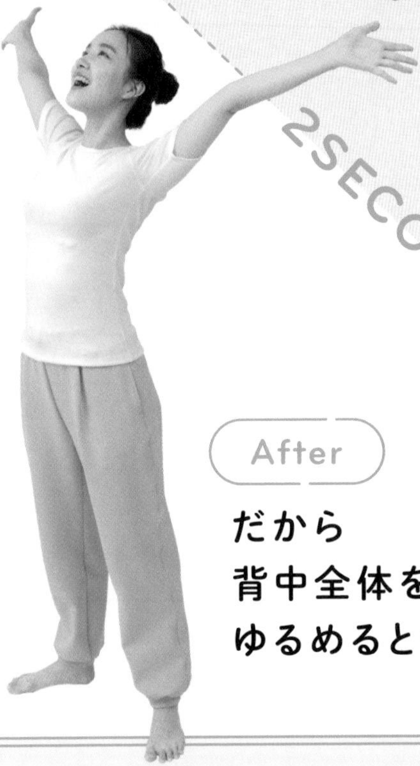

After

だから
背中全体を
ゆるめるといい!

効く
理由は?

パソコンに向かう姿勢は、頭から骨盤までのラインが前にしなる形で固まってしまいます。そのせいで、背骨に沿って首や肩のコリ、腰痛といった不調の原因に。そのため、伸ばされ緊張し続けた背面の筋肉を縮め、前側をゆるめることで、前後のバランスを整えます。

デスクワーク対策2秒ストレッチ

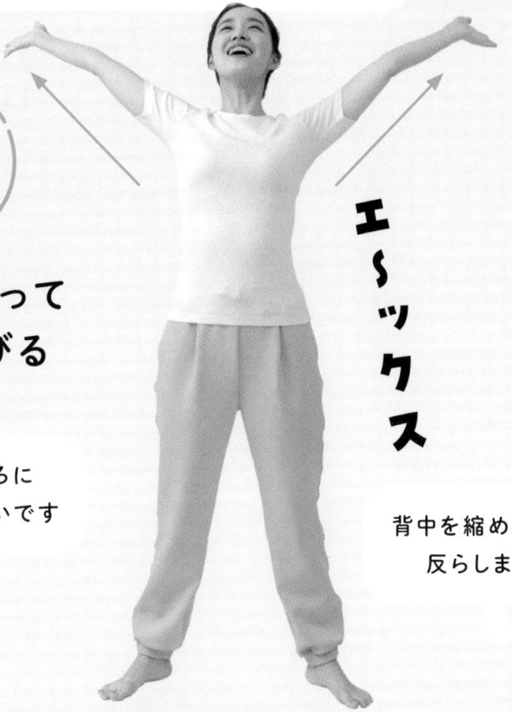

1

**Xの字になって
2秒間伸びる**

エ〜ックス

手を肩より後ろに
出すとキモチいいです

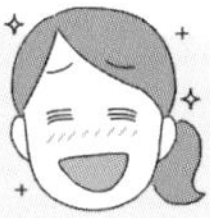

背中を縮める意識で
反らしましょう

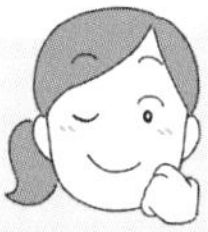

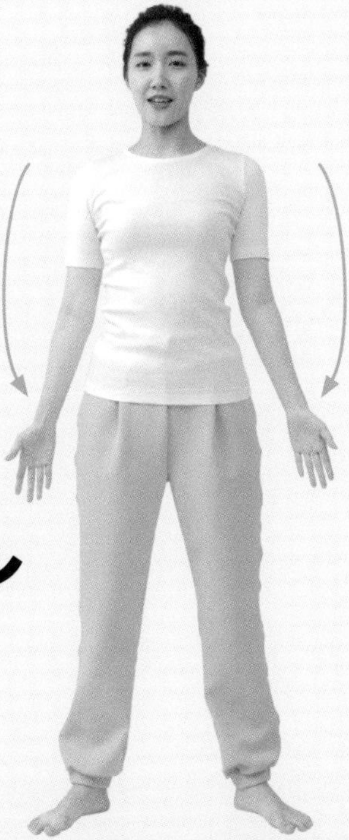

両脚を少し
開くことで、
下半身の血流も
よくなります

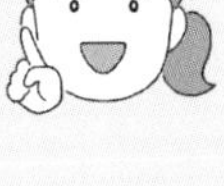

2

**手を下ろして
力をゆるめる**

フワン

肩や腰の
緊張がとれて
キモチいいです

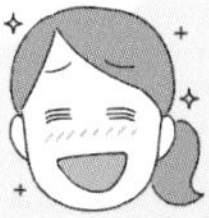

息苦しい

マスクをしていると、酸素がカラダにまわりにくくなって不調を感じやすい

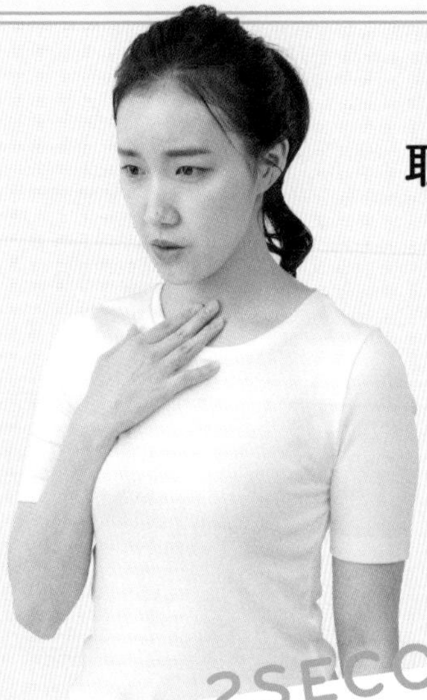

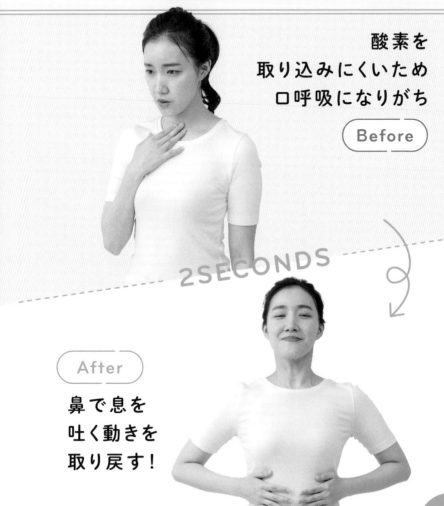

酸素を
取り込みにくいため
口呼吸になりがち

Before

2SECONDS

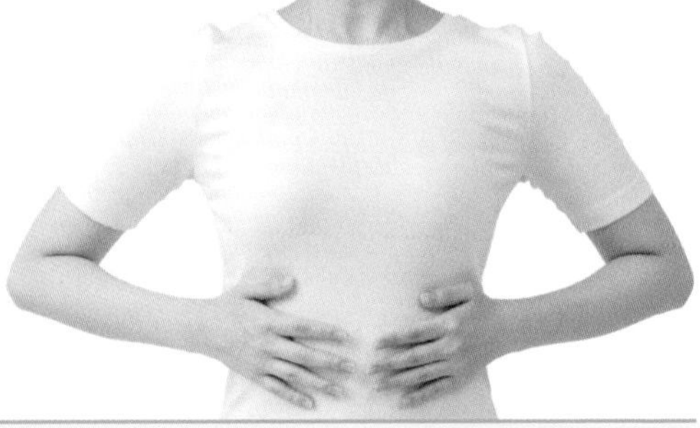

After

鼻で息を
吐く動きを
取り戻す！

効く理由は？

酸素は、エネルギーを生み出す材料であり、カラダにとっては栄養です。マスクの着用は、感染症や花粉症を防ぐ一方、代謝の妨げになっている側面も。マスクの着用で息苦しい場合、口呼吸になりがちなので、鼻から気道に至る鼻呼吸のルートを広げてやるとラクになります。

マスク呼吸対策2秒ストレッチ

1 鼻から息を2秒間吐く

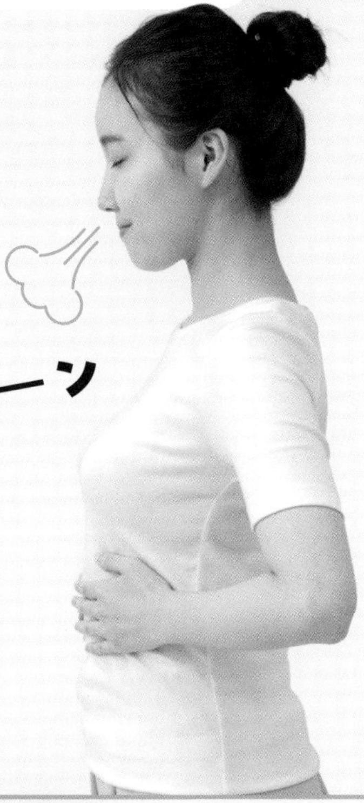

フーッ

姿勢は
力まずまっすぐにすると
呼吸しやすいです

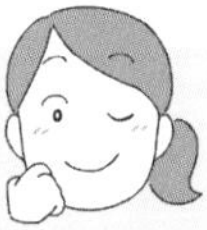

2 鼻から息を2秒間吸う

スー

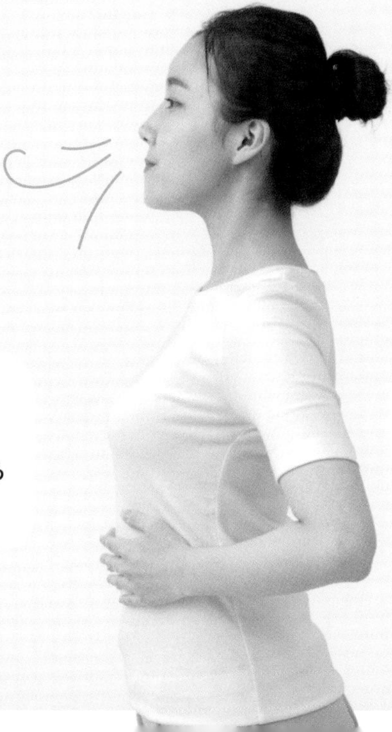

やや強めに
息を鼻から
出し入れする
感じ！

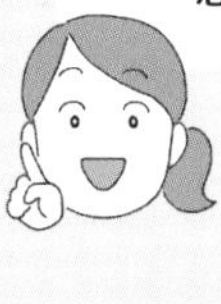

通常の鼻呼吸が
ラクになります

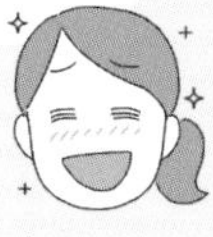

エアコンが寒い

立場的に設定温度を上げづらい……

Before

室温の低さに
ガマンできない
ときは……？

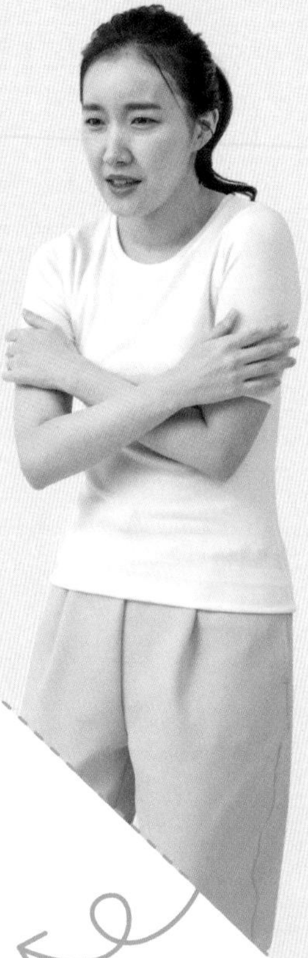

2SECONDS

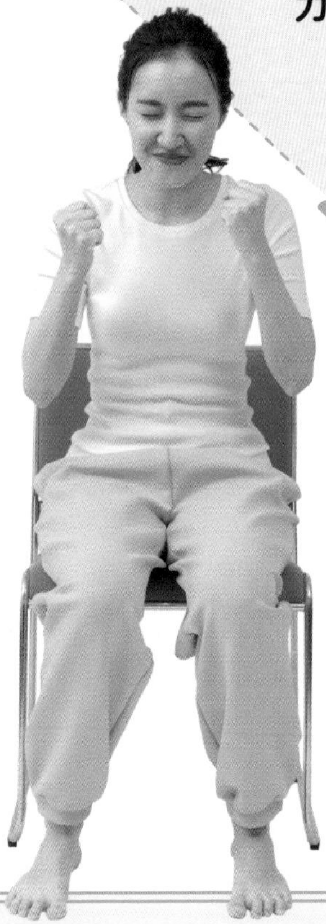

After

代謝を
うながして
体温を
上げましょう！

効く理由は？

空調で冷えてしまうことも、オフィスでの悩みのひとつ。筋肉量や血流、代謝の状態によって、温度に対する感じ方が変わります。全身に力を入れて筋肉を収縮させると、血流がアップするとともに、代謝によって熱が発生し、カラダが温かくなります。

体温上昇2秒ストレッチ

1

**イスに座って
2秒間全身に
力を込める**

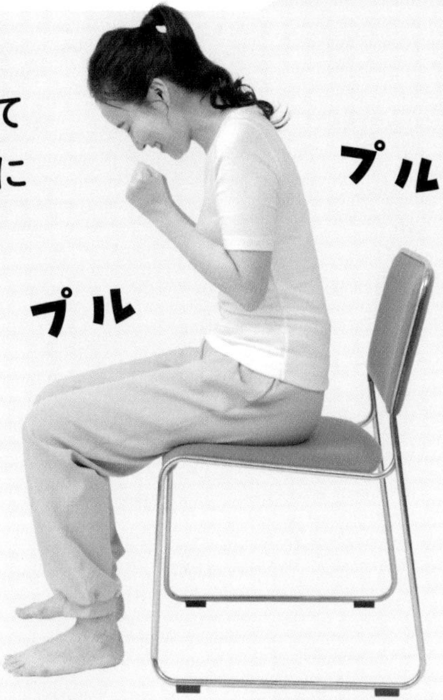

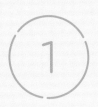

マンガの主人公になって
オーラを出す感じです

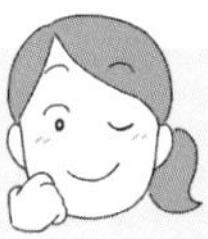

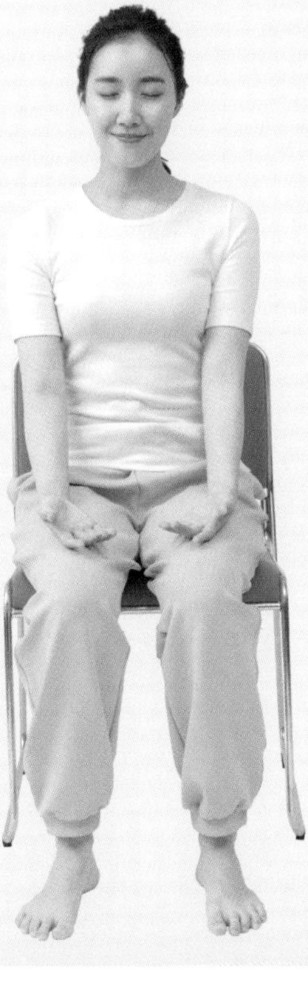

筋肉を使うので
自然に温まります

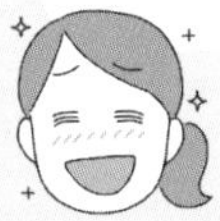

2

**全身の力を
ゆるめる**

動きが小さいので
こっそりできますね

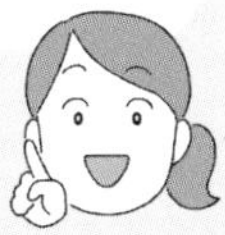

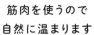

声が出ない

休日明けなど、人と話していなくて声を出す感覚を忘れてしまった

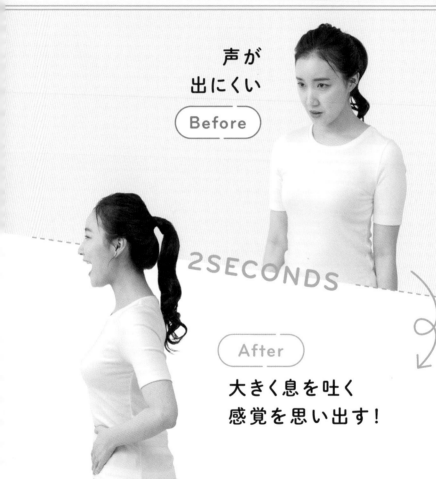

声が
出にくい

Before

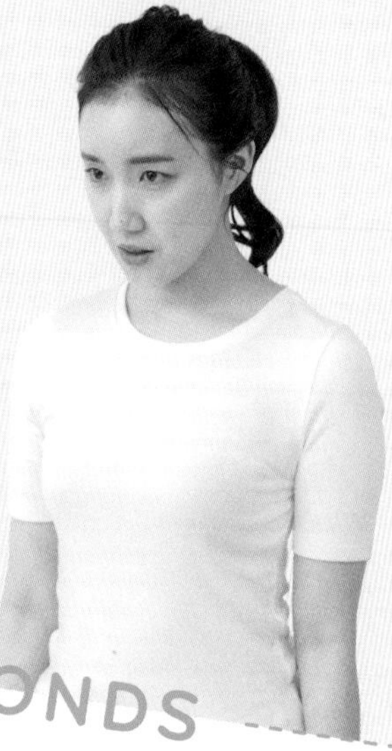

2SECONDS

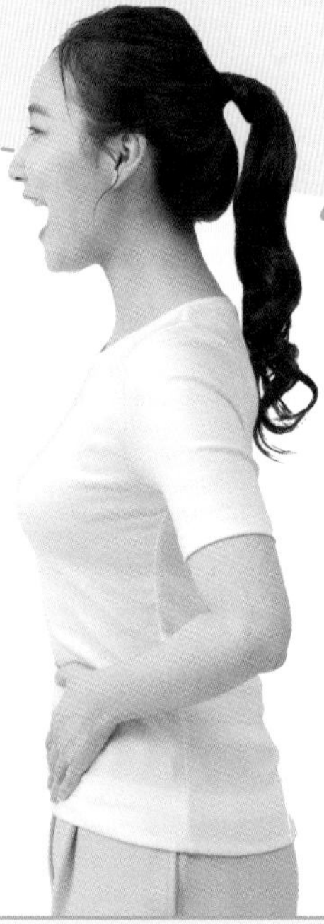

After

大きく息を吐く
感覚を思い出す!

効く
理由は?

休日などで家にいると、人と話すことがなくて、いざ人に会ったときに、声が出にくくなることがあります。声を張るには、お腹から声を出すことが必要ですが、その前段階として、お腹から息を強く吐き出す感覚を取り戻します。

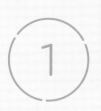

発声改善2秒ストレッチ

1

思い切り「ハー」と2秒間口から息を吐く

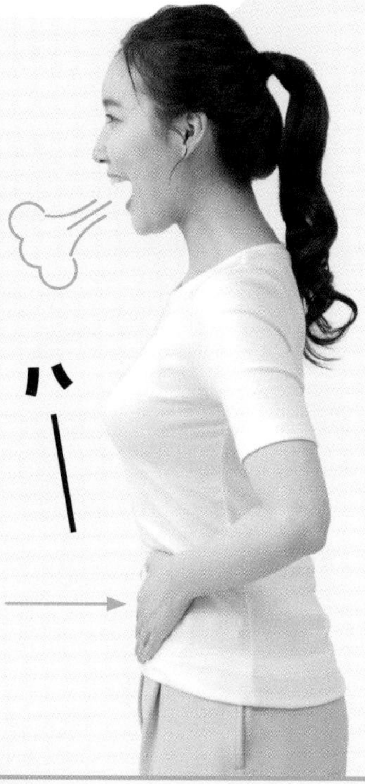

お腹を凹ませ
ながら吐くのね

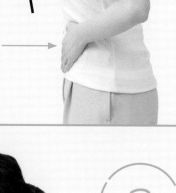

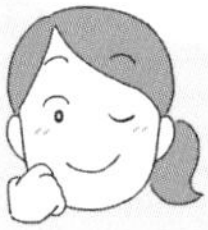

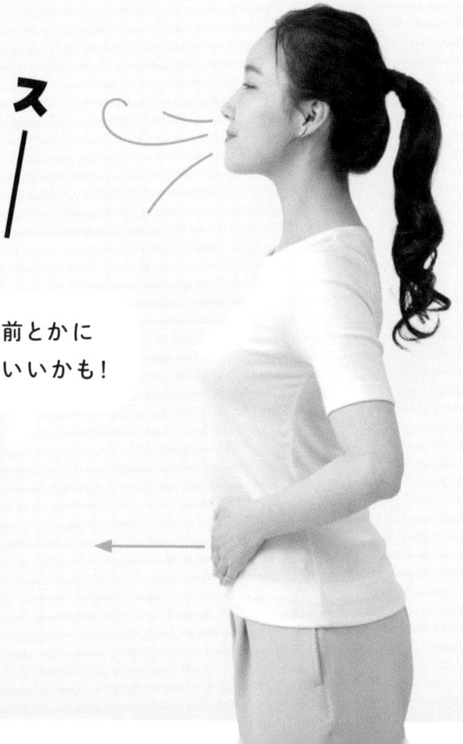

2

力を抜いて鼻から息を吸う

会議前とかに
やるといいかも!

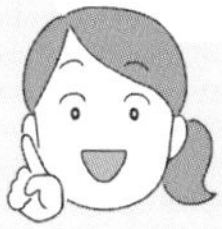

凹んだお腹の
力を抜いて
リラックス!

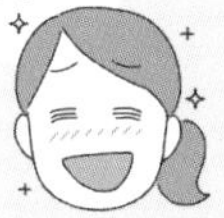

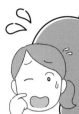

働くこと＝ツライことって、もうやめにしてほしい！

職場の悩み＆ストレス対策2秒ストレッチ　メンタルストレス編

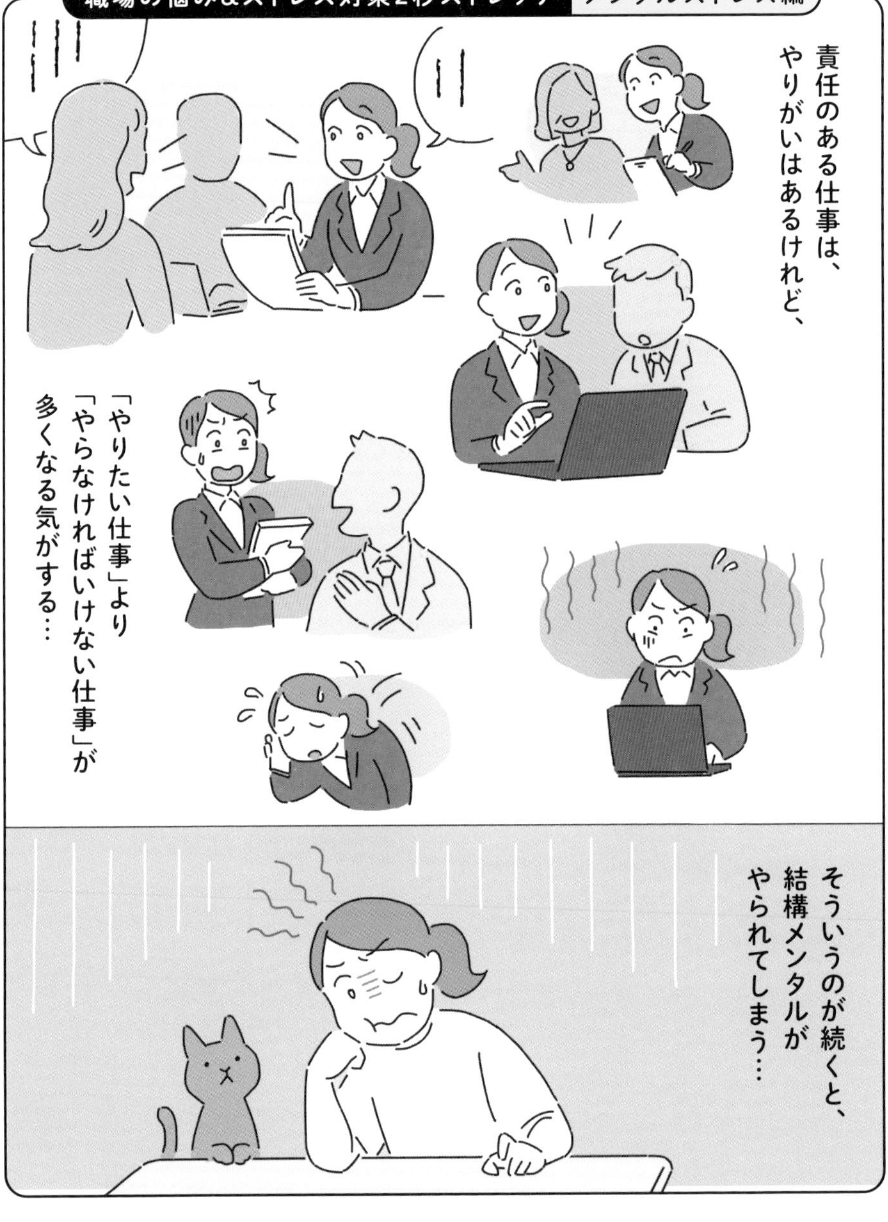

責任のある仕事は、
やりがいはあるけれど、
「やりたい仕事」より
「やらなければいけない仕事」が
多くなる気がする…
そういうのが続くと、
結構メンタルが
やられてしまう…

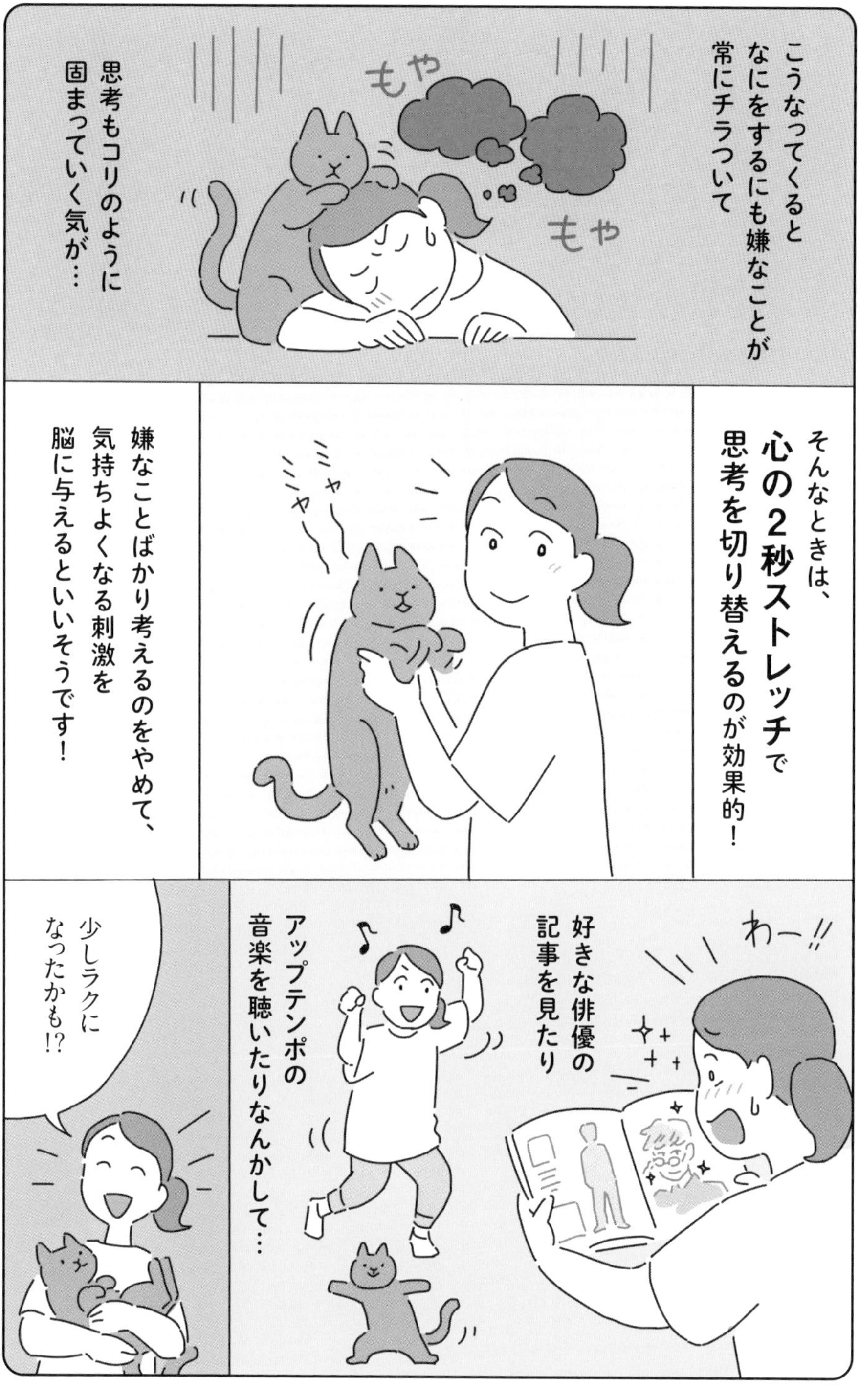
こうなってくると
なにをするにも嫌なことが
常にチラついて
もや
もや
思考もコリのように
固まっていく気が…
そんなときは、
心の2秒ストレッチで
思考を切り替えるのが効果的!
ミャ
ミャ
嫌なことばかり考えるのをやめて、
気持ちよくなる刺激を
脳に与えるといいそうです!
わー!!
好きな俳優の
記事を見たり
アップテンポの
音楽を聴いたりなんかして…
少しラクに
なったかも!?

無気力で一日中覇気がない

不規則な生活で自律神経のオン&オフが乱れてしまう

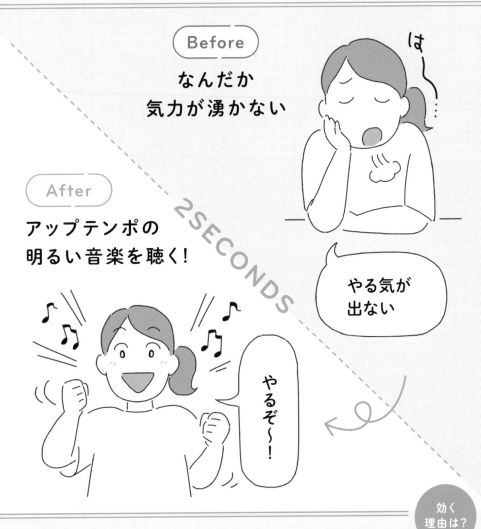

Before

なんだか
気力が湧かない

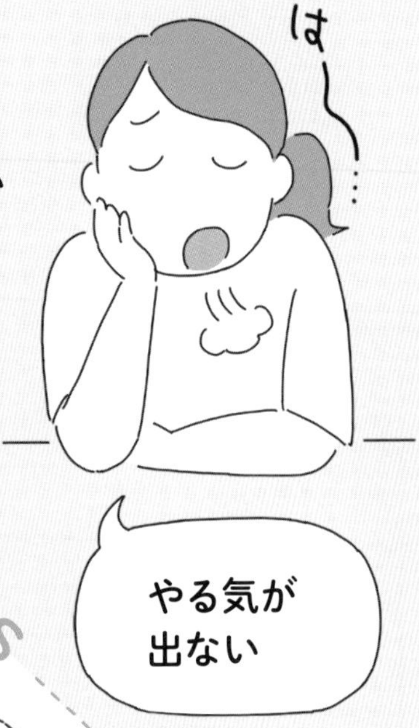

2SECONDS

After

アップテンポの
明るい音楽を聴く!

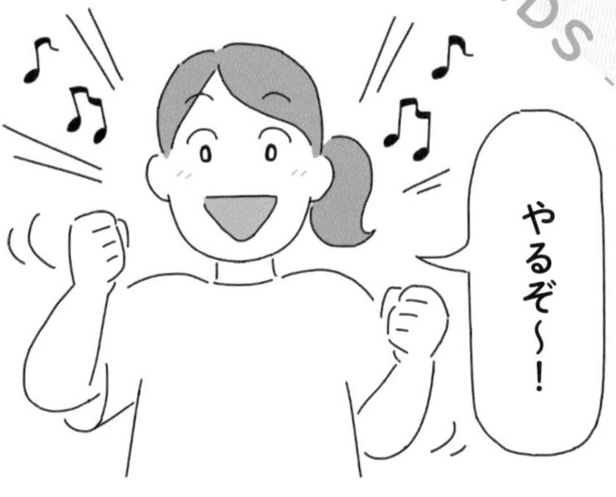

効く理由は?

副交感神経の作用が強すぎて、無気力モードになった状態です。この場合は、活動モードに切り替える必要があるため、アップテンポの明るい曲（歌詞も前向きで、1分間120拍以上）を聴いて、脳からドーパミン（快楽を感じる物質）を出しながら、気分を上げていくことが効果的です。

ちょっとしたことでイライラする

ストレスへの危機反応によって興奮状態が続いてしまう

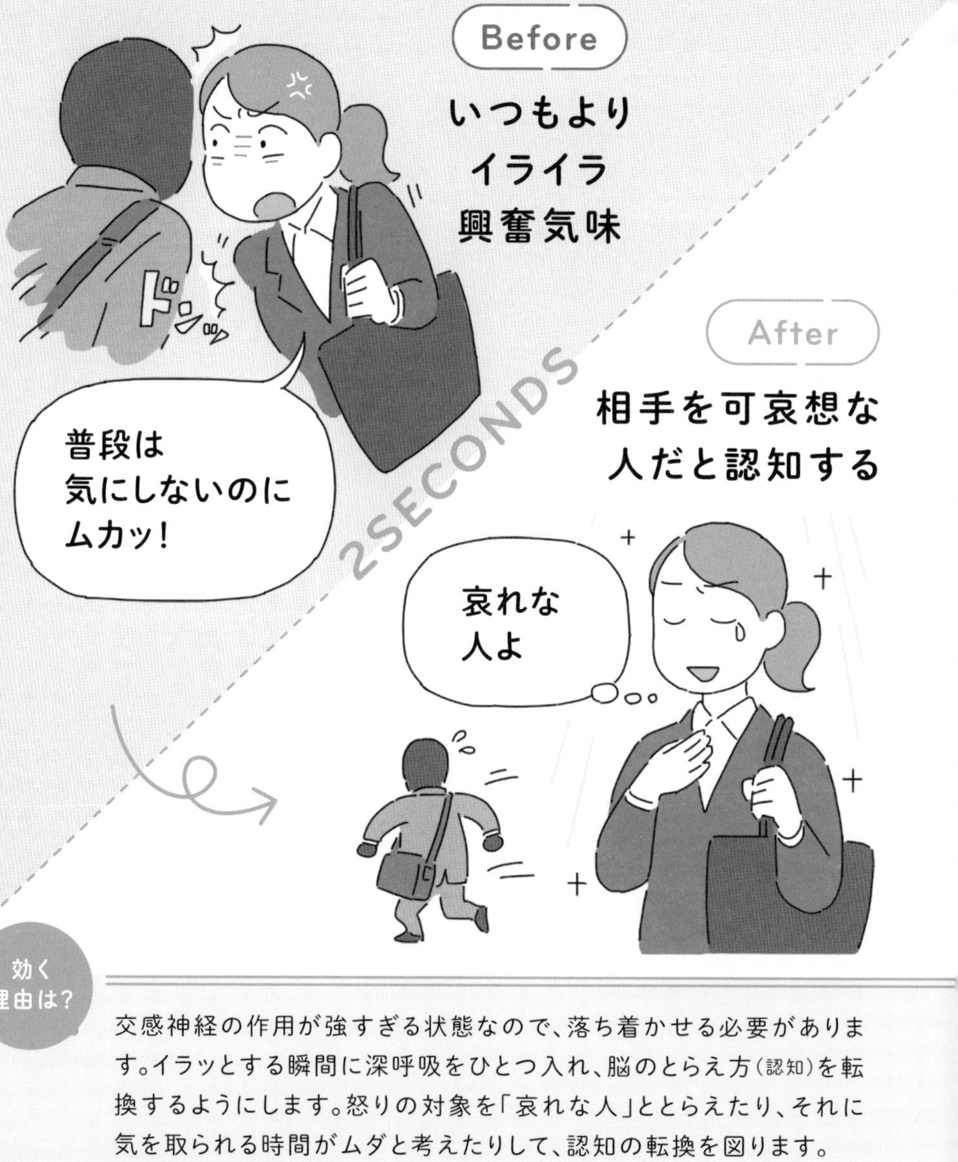
Before
いつもより
イライラ
興奮気味
ドンッ
普段は気にしないのにムカッ!
2SECONDS
After
相手を可哀想な
人だと認知する
哀れな人よ

効く理由は?

交感神経の作用が強すぎる状態なので、落ち着かせる必要があります。イラッとする瞬間に深呼吸をひとつ入れ、脳のとらえ方（認知）を転換するようにします。怒りの対象を「哀れな人」ととらえたり、それに気を取られる時間がムダと考えたりして、認知の転換を図ります。

落ち込みがち

まずは落ち着いてからプラスに切り替える

Before

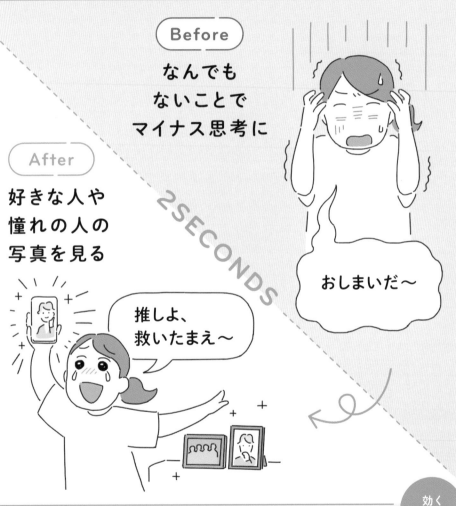

なんでもないことでマイナス思考に

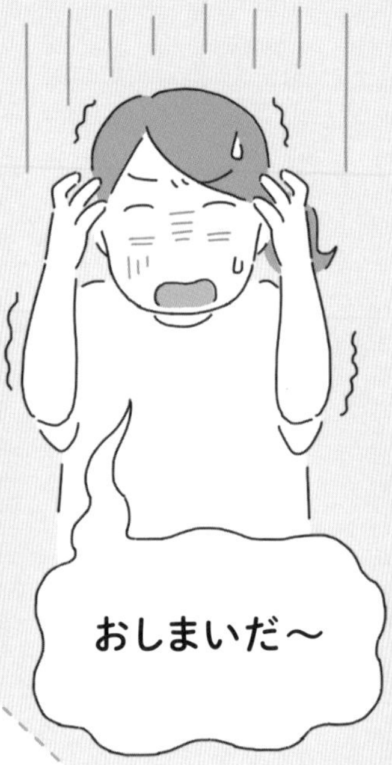

2SECONDS

After

好きな人や憧れの人の写真を見る

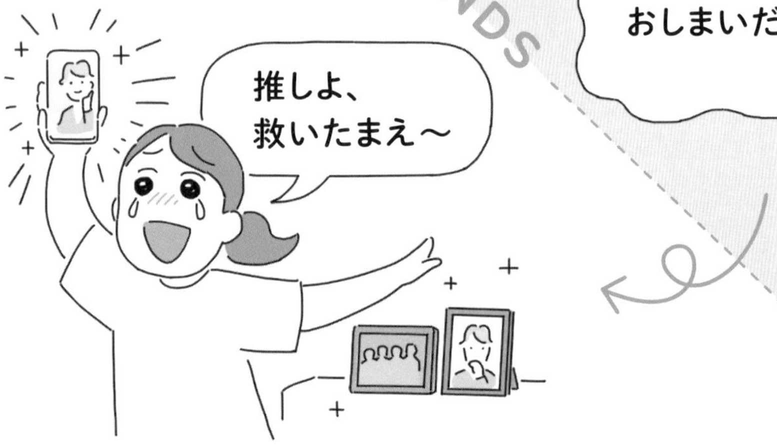

効く理由は？

視野が狭くなり、心を閉じていく傾向にある状態です。好きな人や憧れの人の写真を見るという行為は、まずは冷静さを取り戻し、閉鎖に向かう心を前向きに開く効果を狙っています。マイナスに向かう感情を、心地よいプラスの方向に切り替えるスイッチとなります。

第4章

体形のお悩み
2秒ストレッチ

ムリは承知。でも、ラクしてやせたい！

体形のお悩み2秒ストレッチ　部分やせ編

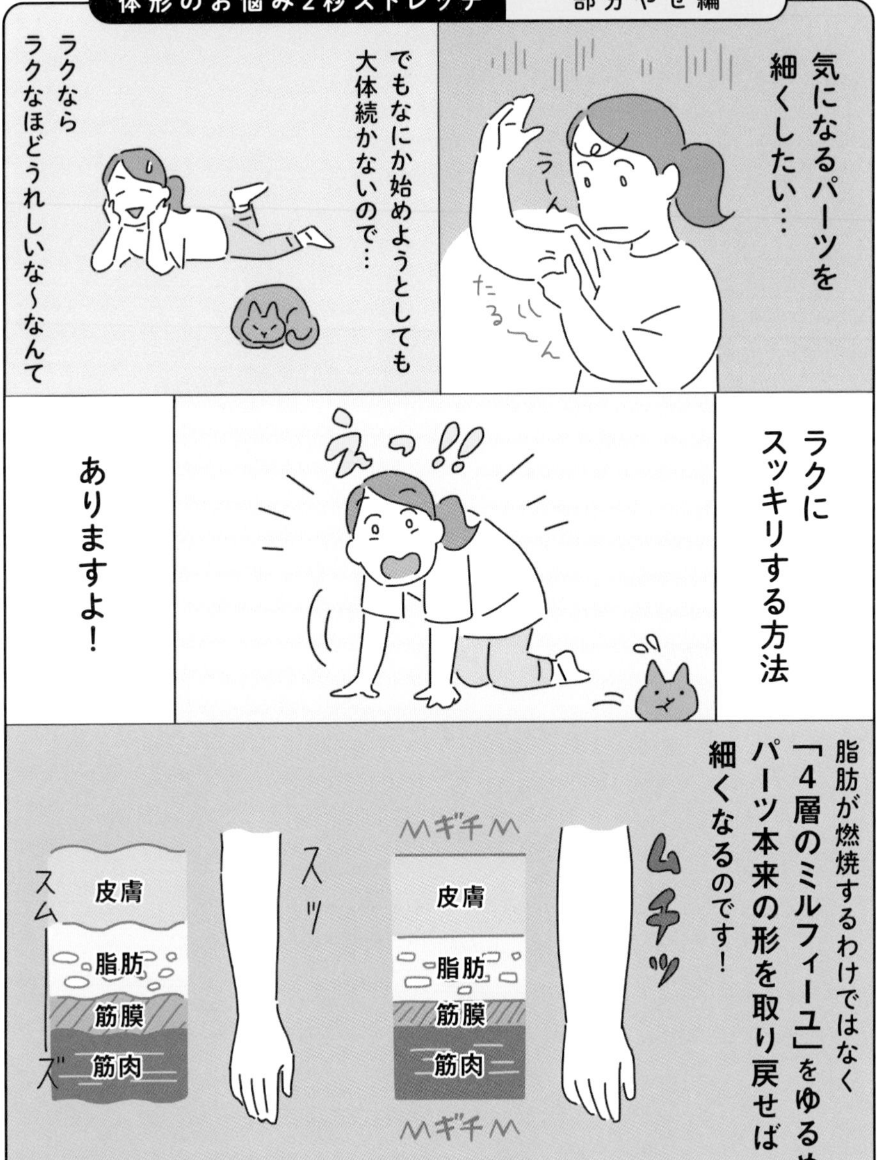

気になるパーツを細くしたい…
うーん
たる〜ん
でもなにか始めようとしても大体続かないので…
ラクならラクなほどうれしいな〜なんて
ラクにスッキリする方法
えっ!!
ありますよ！
脂肪が燃焼するわけではなく「4層のミルフィーユ」をゆるめパーツ本来の形を取り戻せば細くなるのです！
ムチッ
ギチ
皮膚
脂肪
筋膜
筋肉
ギチ
スッ
スムーズ
皮膚
脂肪
筋膜
筋肉

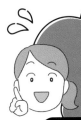

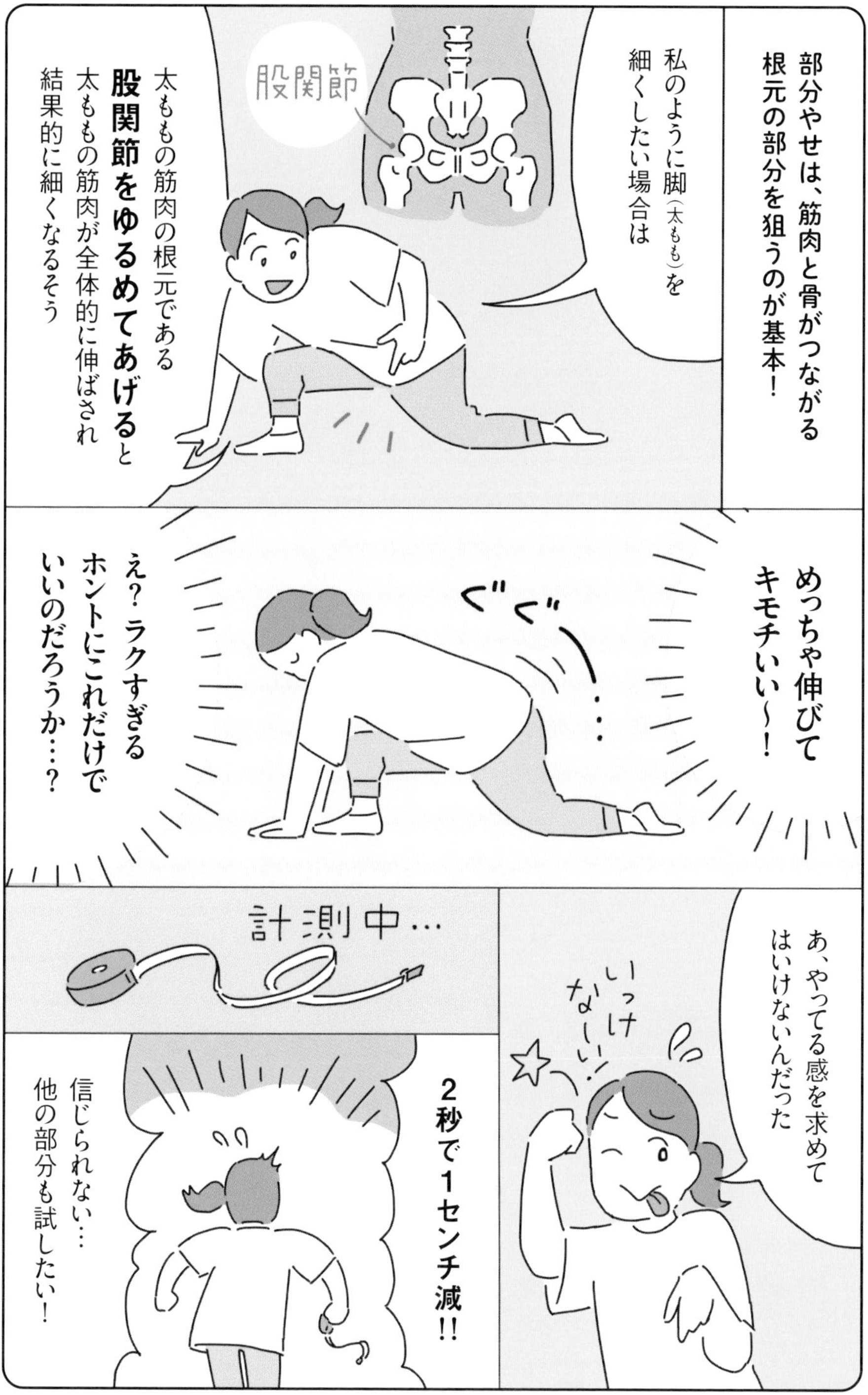
部分やせは、筋肉と骨がつながる根元の部分を狙うのが基本！
私のように脚（太もも）を細くしたい場合は
股関節
太ももの筋肉の根元である**股関節をゆるめてあげる**と太ももの筋肉が全体的に伸ばされ結果的に細くなるそう
めっちゃ伸びてキモチいい〜！
ぐぐ〜…
え？ラクすぎるホントにこれだけでいいのだろうか…？
あ、やってる感を求めてはいけないんだった
いっけない！
計測中…
2秒で1センチ減!!
信じられない…他の部分も試したい！

※体験者個人の感想です。

お腹凹ませ

お腹の筋肉が固まって弾力を失った状態になる

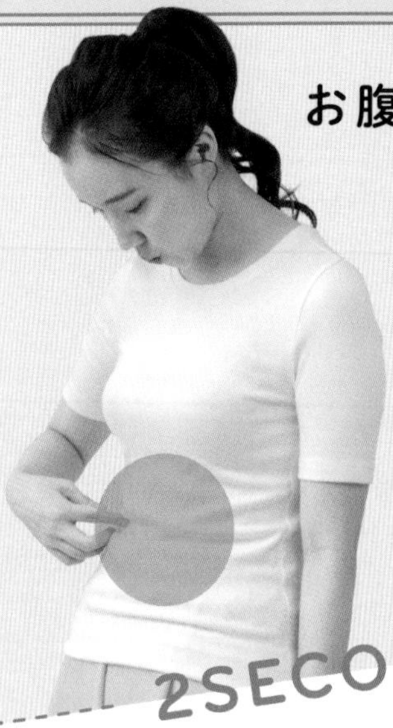

お腹が縮んだ状態で
弾力がなくなり、
固まってしまう

Before

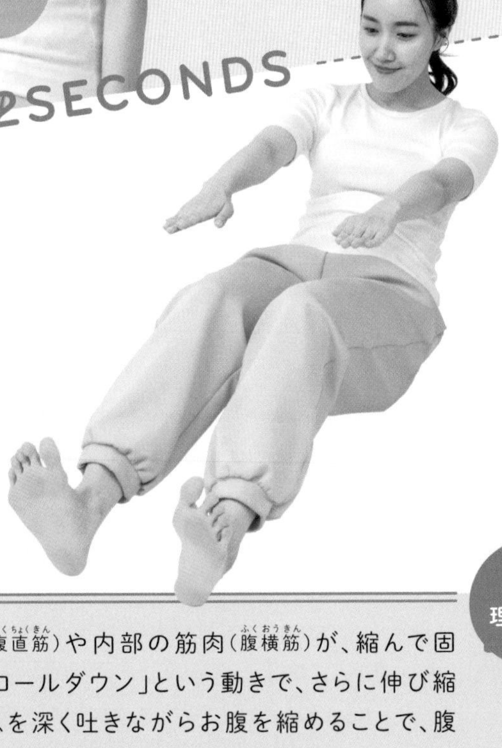

After

お腹を
ゆるめることで
弾力を取り戻す！

効く
理由は？

お腹の中央にある筋肉（腹直筋《ふくちょくきん》）や内部の筋肉（腹横筋《ふくおうきん》）が、縮んで固まっている状態。これを「ロールダウン」という動きで、さらに伸び縮みさせて形を整えます。息を深く吐きながらお腹を縮めることで、腹横筋などのインナーマッスルもゆるめることができます。

お腹凹ませ2秒ストレッチ

1

床に座り、両ひざを立てながら骨盤も立てる

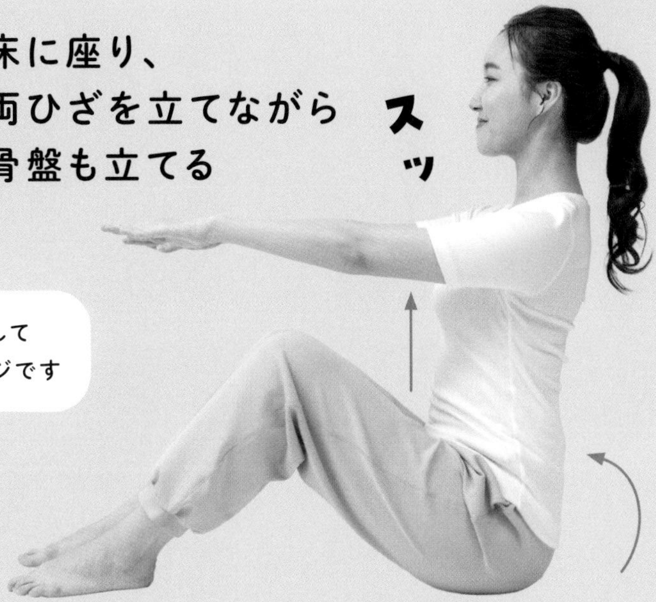
スッ

お腹を伸ばして
ゆるめるイメージです

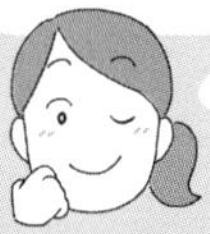

2

息を吐きながら、骨盤の背面を床につけるように、お腹を2秒かけて丸める

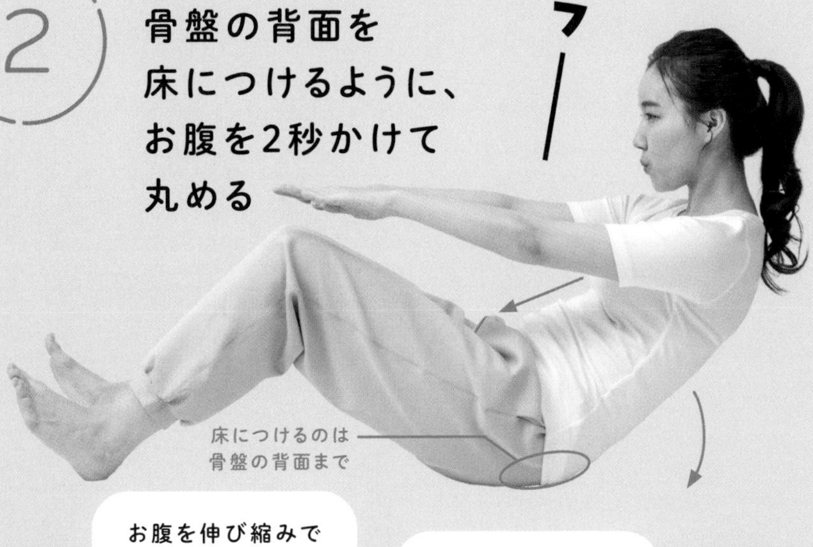
フー
床につけるのは
骨盤の背面まで

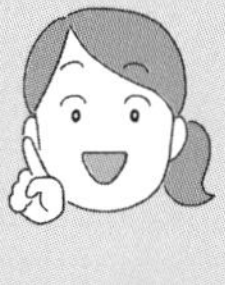

お腹を伸び縮みで
動かすだけなので、
見た目よりもラク!

お腹の内側まで
ギュ〜ッと縮めます

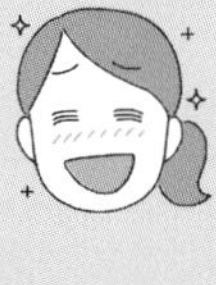

くびれ

縮んだ脇腹をゆるめて形を整える

Before

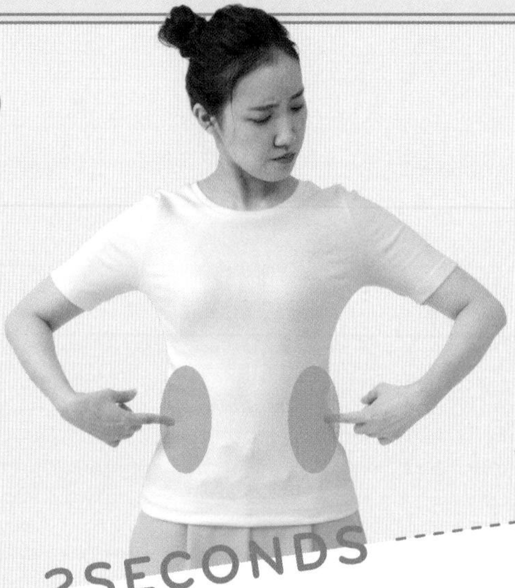

脇腹の筋肉が縮んでボテッと見えてしまう

2SECONDS

After

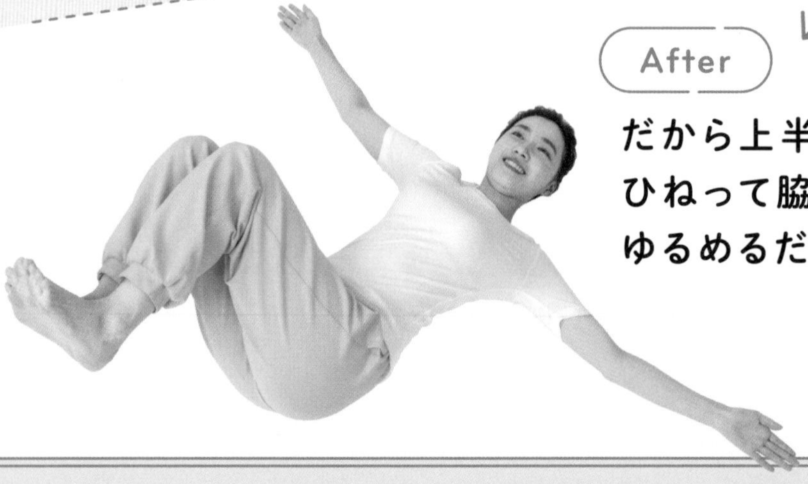

だから上半身をひねって脇腹をゆるめるだけ！

効く理由は？

脇腹にある筋肉（腹斜筋群《ふくしゃきんぐん》）は、お腹をひねる動きでダイナミックに使われます。この部位の脂肪や筋膜を含めた4層のミルフィーユが固まった状態になると、全体的にボテッと太くなり、くびれにくい状態に。腹部のツイスト運動で、脇腹をゆるめて形を整えていきます。

くびれの2秒ストレッチ

1 あお向けに寝て、お腹をひねって両脚を2秒間右に倒す

ひざの曲げ具合は
90度くらいが
目安です

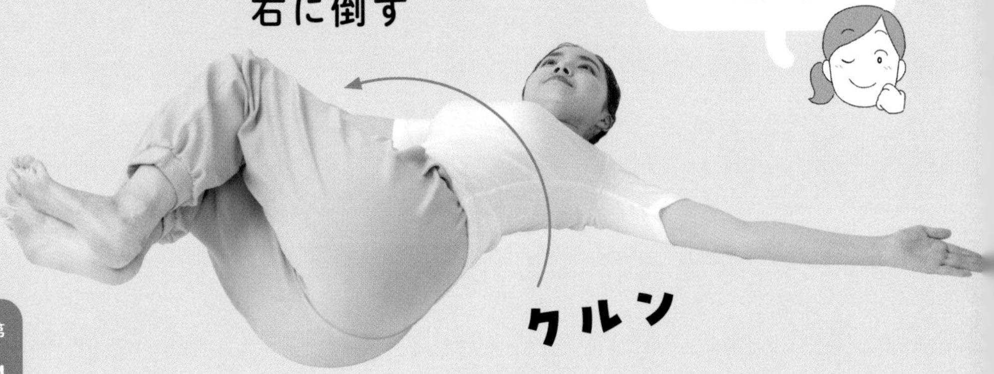

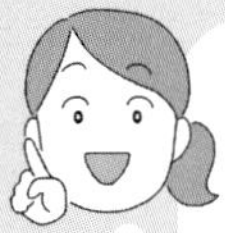

ひざを伸ばすほど
キツくなるので、
余裕のある人はぜひ！

2 逆の左側に両脚を2秒間倒す

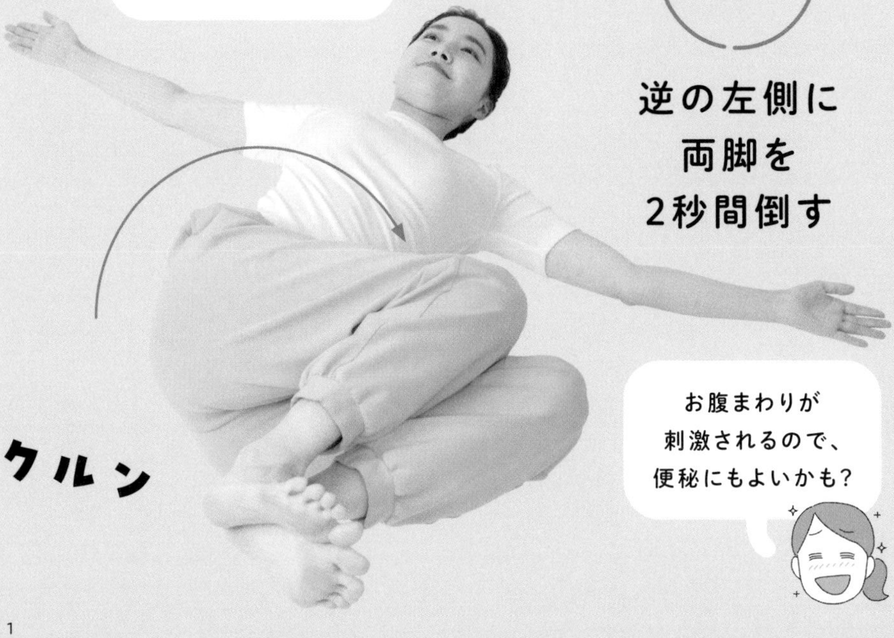

お腹まわりが
刺激されるので、
便秘にもよいかも？

腕やせ

二の腕の表と裏の筋肉が縮んだまま固まってしまう

Before

二の腕の表と裏の筋肉が縮んでしまう

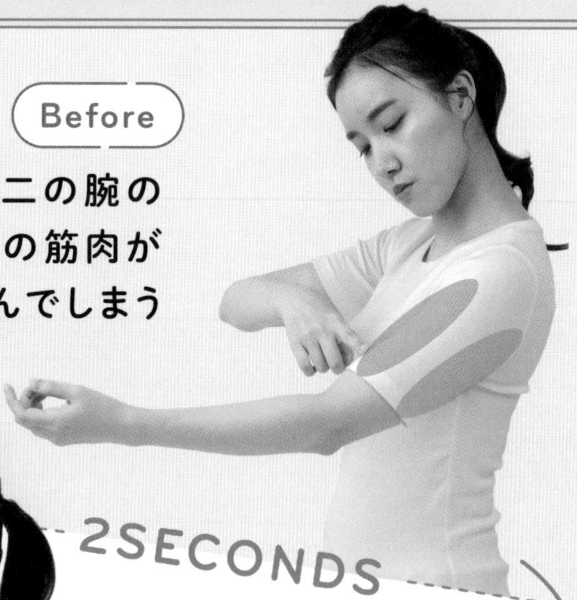

2SECONDS

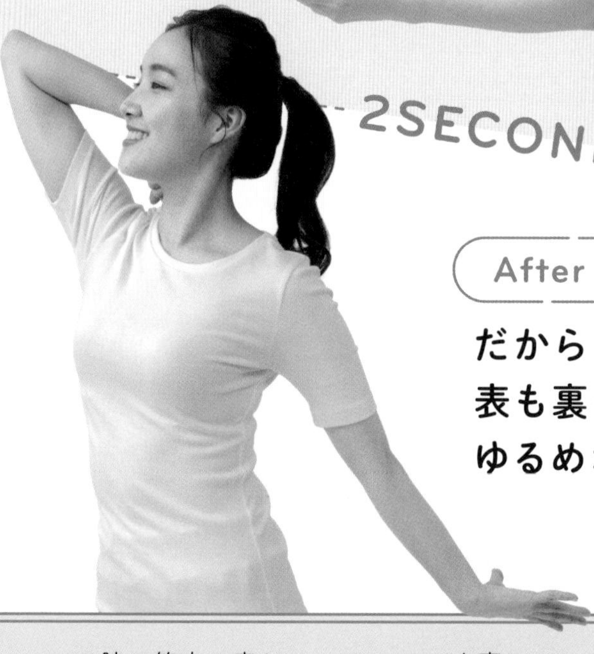

After

だから表も裏もゆるめればいい！

効く理由は？

二の腕の筋肉の表（上腕二頭筋=力こぶ）と裏（上腕三頭筋）を中心とした4層のミルフィーユが、緊張で縮こまった状態。腕を巻き上げる&バトンを受け取るような動きで、二の腕の表と裏を両方ゆるめて、形を整えます。

腕やせの2秒ストレッチ

①

ひじが顔の後ろにいくくらい腕を2秒間巻き上げる

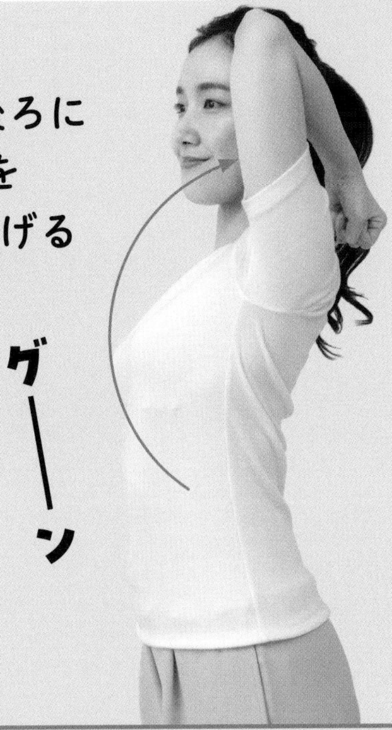
グーーッ

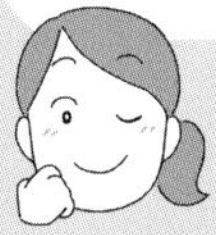
二の腕を巻き上げるイメージが大事！

②

バトンを受け取るように腕を内側にまわしながら後方に引く

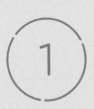

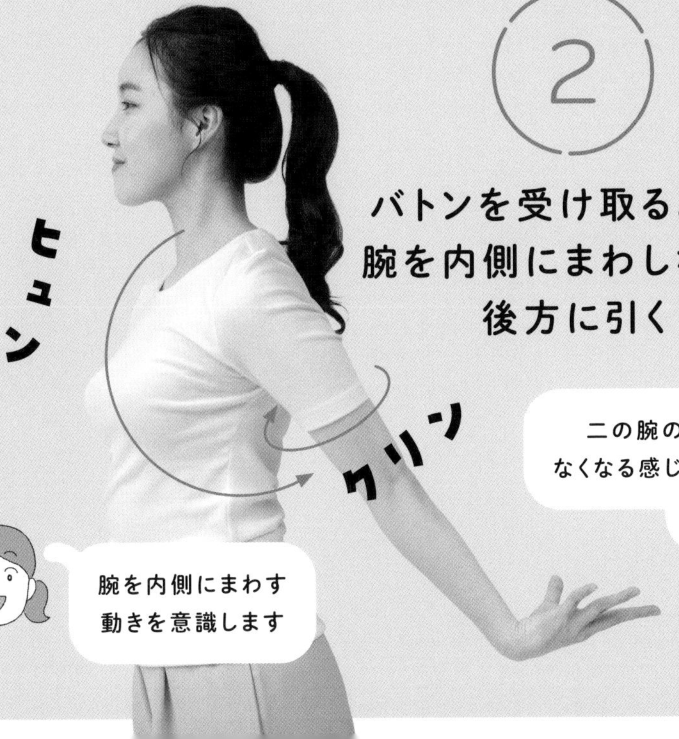
ヒュン
クルッ

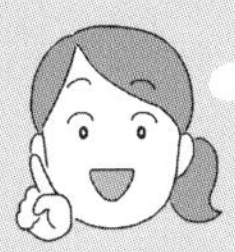
腕を内側にまわす動きを意識します

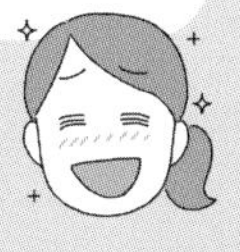
二の腕の張りがなくなる感じがします！

脚やせ

太ももの筋肉が短く縮んだまま固まってしまう

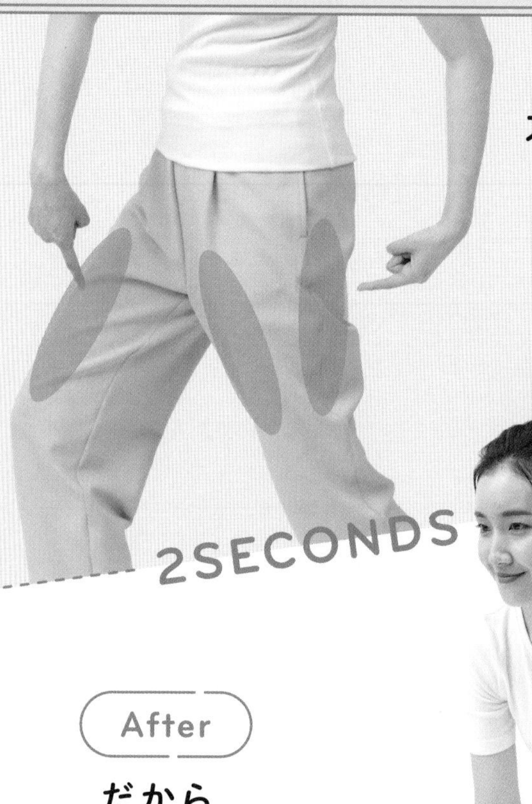

太ももの表と裏、
内側の筋肉が
固まってしまう

Before

2SECONDS

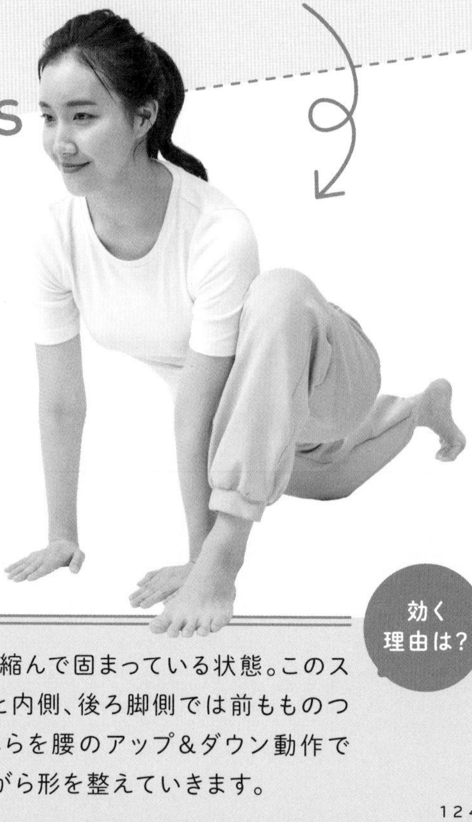

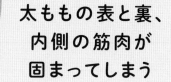

After

だから
太もも全体を
ゆるめればいい！

効く理由は？

太ももの筋肉が全体的（前後・内側）に縮んで固まっている状態。このストレッチで、前脚側では太ももの裏と内側、後ろ脚側では前もものつけ根のあたりが伸ばされます。これらを腰のアップ＆ダウン動作で刺激し、太ももを全体的にゆるめながら形を整えていきます。

脚やせの2秒ストレッチ

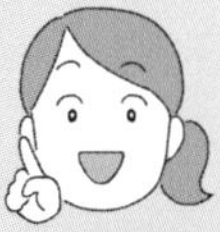

前方の脚は手の
外側につけるのが
ポイント!

1 両手を床について両脚を前後に大きく開く

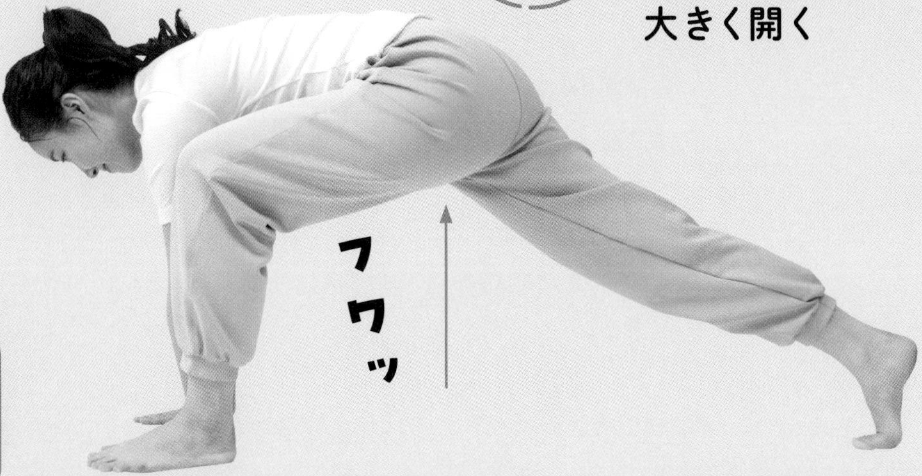

前方の脚は太ももの内側と裏側、
後ろの脚は前側が伸びます

2 腰を2秒間落とす

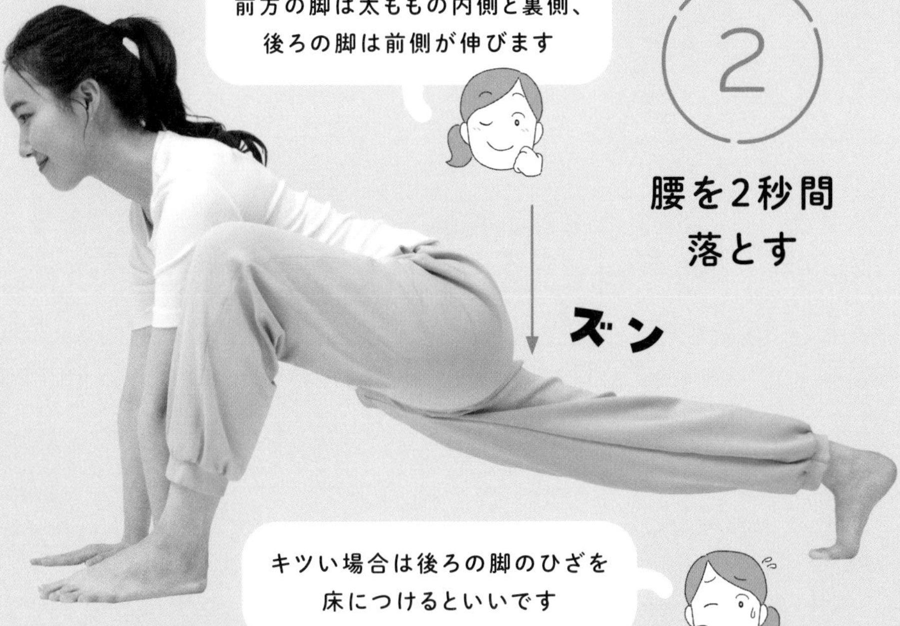

キツい場合は後ろの脚のひざを
床につけるといいです

肩やせ

肩の筋肉が縮んで固まるためにボテッと見える

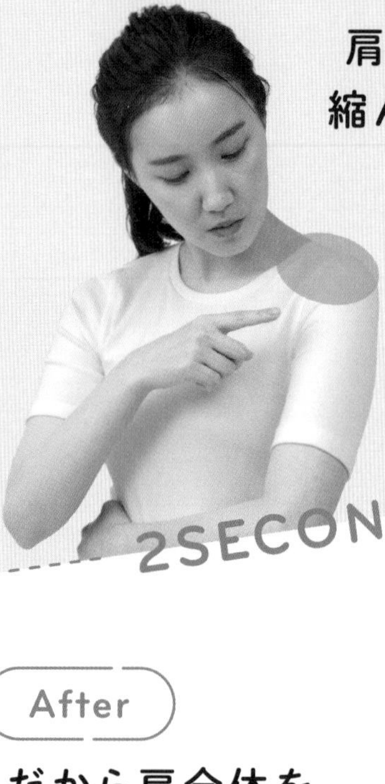

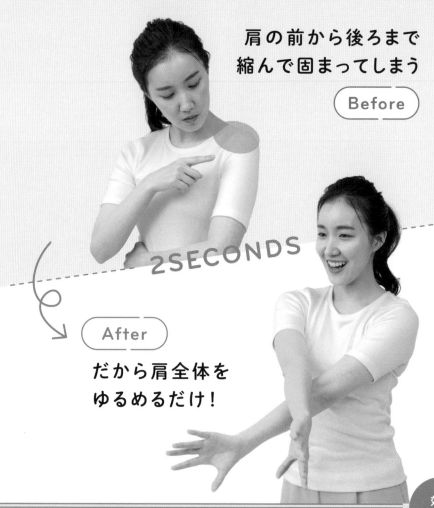

肩の前から後ろまで
縮んで固まってしまう

Before

2SECONDS

After

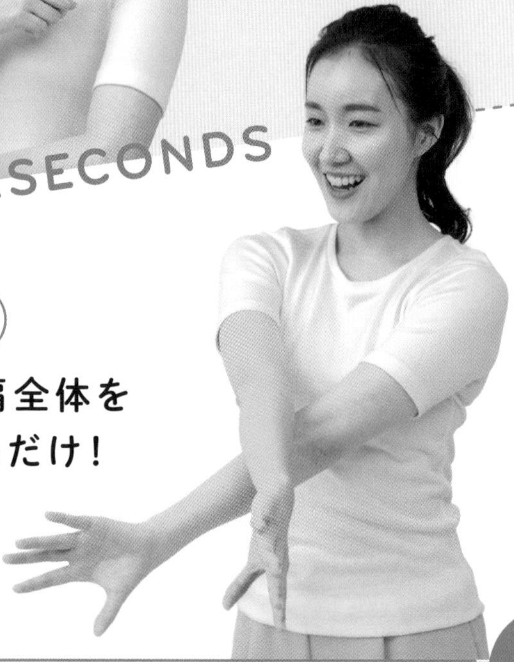

だから肩全体を
ゆるめるだけ！

効く理由は？

肩の丸い筋肉（三角筋）は、前部・中部・後部と線維が分かれています。そのため、肩が張っているように見える場合は3つの部分をバランスよくゆるめる必要があります。左右に伸ばす動きで前〜中部、前でクロスする動きで中〜後部をゆるめることができます。

肩やせの2秒ストレッチ

①

胸を開きながら
両腕を左右に伸ばし、
手のひらを
2秒間上に向ける

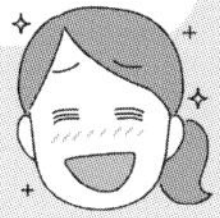
胸を開くので
とてもキモチいい！

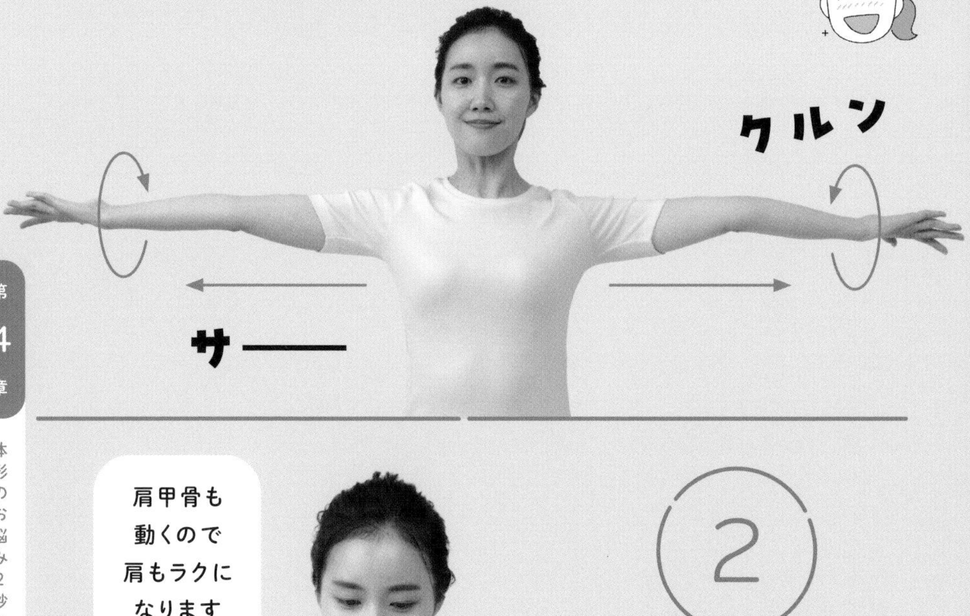
クルン
サー

②

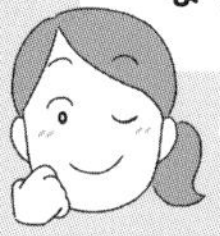
肩甲骨も
動くので
肩もラクに
なります

胸の前で両腕を
クロスさせながら
2秒間内側に
まわす

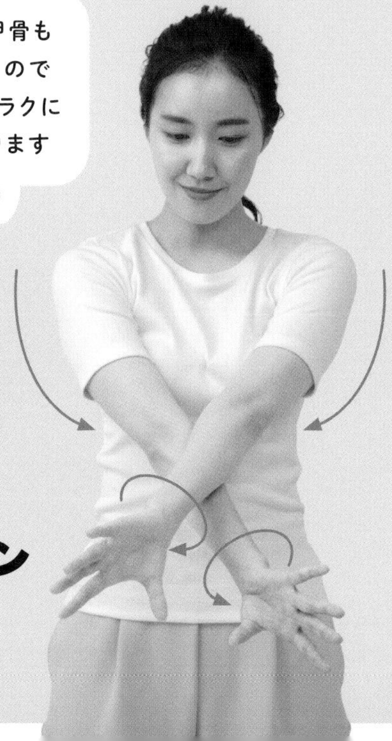
シュッ
クルン

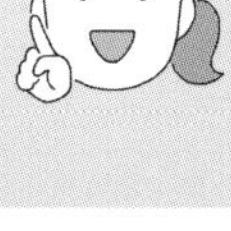
腕やせとセットで
やるとよいかも！

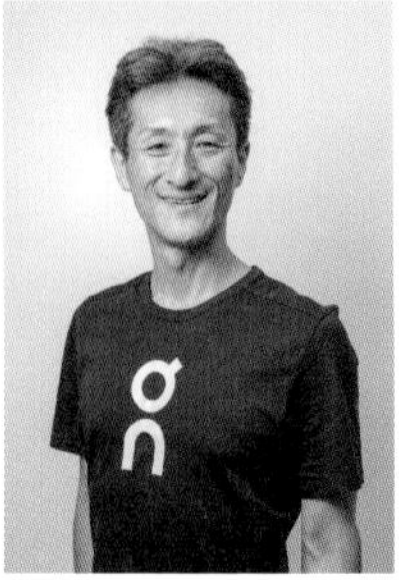

齊藤邦秀（さいとう・くにひで）

ヘルスデータサイエンティスト。
ウェルネスプロデューサー。
東京学芸大学教育学部生涯スポーツ専攻ウェルネス研究室卒業。
20年以上ヘルスケア雑誌『Tarzan』監修と連載を担当。
スポーツトレーナーとしてアスリートや著名人のトレーナーを歴任。
100,000名を超えるトレーナーを育成。
予防医学やヘルスケア事業、3,000以上の運動プログラムやヘルステック機器、
市町村のウォーキングやトレッキング、サイクリングコースなどの開発にも携わっている。

編集・原稿	千葉慶博（KWC）
本文デザイン	喜來詩織（エントツ）
本文DTP	高 八重子
カバーデザイン	喜來詩織（エントツ）
イラスト	ナカニシ ヒカル
モデル	赤坂由梨（スペースクラフト）
撮影	辰根東醐（SMORE）
ヘアメイク	MIKE
スタイリング	田中祐子
校正協力	ぷれす

齊藤邦秀が発信する最新の健康情報にご興味のある方は、齊藤邦秀公式LINEにご登録ください。詳しくは左記のQRコードを読み込み、IMKBooksのサイトをご覧ください。

衣装協力
Tシャツ／Gap（Gapお問合せメール）gap_info@gap.jp
ボトム／DESCENTE（デサントジャパンお客様相談室）0120-46-0310

すぐにカラダが整う
2秒ストレッチ

著　者　齊藤邦秀
発行者　池田士文
印刷所　萩原印刷株式会社
製本所　萩原印刷株式会社
発行所　株式会社池田書店
〒162-0851
東京都新宿区弁天町43番地
電話 03-3267-6821（代）
FAX 03-3235-6672

落丁・乱丁はお取り替えいたします。

ISBN 978-4-262-16596-7

[本書内容に関するお問い合わせ]
書名、該当ページを明記の上、郵送、FAX、または当社ホームページお問い合わせフォームからお送りください。なお回答にはお時間がかかる場合がございます。電話によるお問い合わせはお受けしておりません。また本書内容以外のご質問などにもお答えできませんので、あらかじめご了承ください。本書のご感想についても、当社HPフォームよりお寄せください。
[お問い合わせ・ご感想フォーム]
当社ホームページから
https://www.ikedashoten.co.jp/

24008001